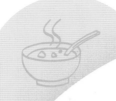

完美
分娩 坐月子
新生儿护理
大百科

马良坤　李宁　赵海霞 ：编著

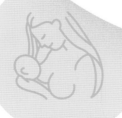

吉林科学技术出版社

图书在版编目（CIP）数据

完美分娩 坐月子 新生儿护理大百科 / 马良坤，
李宁，赵海霞编著 . -- 长春：吉林科学技术出版社，
2024. 6. -- ISBN 978-7-5744-1512-6

Ⅰ . R714.6；R174

中国国家版本馆 CIP 数据核字第 202430412G 号

完美分娩 坐月子 新生儿护理大百科

WANMEI FENMIAN ZUOYUEZI XINSHENG'ER HULI DABAIKE

编　著	马良坤 李 宁 赵海霞
出 版 人	宛　霞
责任编辑	韩铭鑫
封面设计	杨　丹
全案策划	悦然生活
幅面尺寸	185 mm × 230 mm
开　本	24
印　张	11
字　数	264千字
印　数	1-5 000册
版　次	2024年6月第1版
印　次	2024年6月第1次印刷
出　版	吉林科学技术出版社
发　行	吉林科学技术出版社
地　址	长春市福祉大路5788号出版集团A座
邮　编	130118

发行部电话/传真　0431-81629529　81629530　81629531
　　　　　　　　　　　81629532　81629533　81629534

储运部电话　0431-86059116

编辑部电话　0431-81629380

印　　刷　长春新华印刷集团有限公司

书　　号　ISBN 978-7-5744-1512-6

定　　价　59.00元

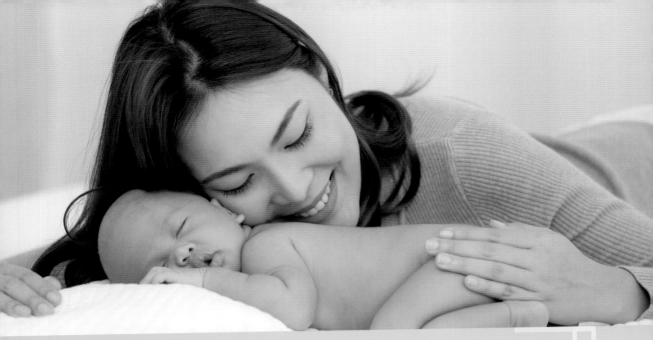

宝宝顺利出生，欣喜、疲惫的新妈妈被推出产房，一个家庭的新生活即将开始。对于女人来说，产后，尤其是月子里，无论是身体还是心理，都要逐渐调理、休养。分娩前后，每个妈妈都会面临一系列的问题：谁来照顾月子？能和婆婆或保姆相处好吗？家里的环境是否适合坐月子吗？哪些食物能够为自己和宝宝提供丰富的营养？怎样才能正确哺乳？宝宝不舒服时，该怎么办？……从刚生下宝宝时的欣喜，到抚养宝宝时的劳累，再到宝宝生病时的不知所措，各种复杂的环境和问题，都有可能导致新妈妈在不知不觉中产生情绪波动，变得烦躁、焦虑、抑郁。但如果新妈妈掌握了正确的方法，这些负面情绪是完全可以避免的。

本书包括分娩、坐月子和育儿方面的科学知识，可以让妈妈在恢复身体和照顾宝宝方面得心应手。

目录 CONTENTS

序篇

月子期，女人一生中改善体质的最好时机

坐好月子不留病 / 1

女人为什么要坐月子 / 1

月子坐不好会有哪些危害 / 2

新妈妈应准备哪些物品 / 3

新妈妈应给宝宝准备哪些物品 / 5

怎样选择一位全家都满意的月嫂 / 8

月嫂的职责范围须提前界定明确 / 8

月嫂必须具备哪些品质 / 9

怎样面试月嫂 / 9

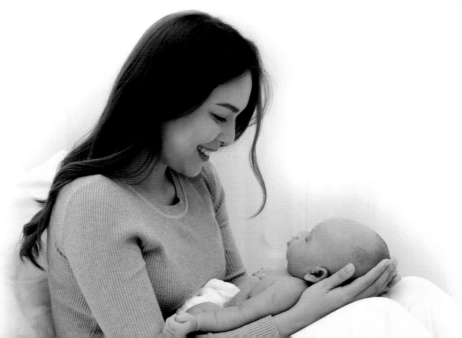

第1章

顺利分娩，幸福孕程完美结束

分娩前，孕妈妈和准爸爸需要做哪些准备　　/ 12

分娩前怎样避免过度紧张　　/ 12

分娩前为什么要保证充足的休息　　/ 12

见红了，为什么要先洗个澡　　/ 13

感觉快生了却独自在家，怎么办　　/ 13

为什么提倡自然分娩　　/ 14

孕妈妈该怎样增加自然分娩的信心　　/ 14

为什么自然分娩深受青睐　　/ 15

哪些情况需要进行会阴侧切　　/ 16

拉梅兹分娩呼吸法可减痛、加速生产　　/ 17

关于分娩痛，过来人有哪些小方法　　/ 20

分娩的信号有哪些　　/ 22

分娩时为什么不能大声喊叫　　/ 23

怎样在宫缩间歇放松身体、积蓄力量　　/ 23

合适的待产和分娩姿势能缩短产程　　/ 24

看图了解分娩过程　　/ 26

三大产程该怎样巧用力　　/ 28

剖宫产是保障母婴健康的重要手段　　/ 30

哪些情况下需要施行剖宫产　　/ 30

剖宫产的流程是怎样的　　/ 31

剖宫产前需要注意什么　　/ 32

第**2**章

安心坐月子，幸福一辈子

产后第 1 天　好好休息　/ 34

新妈妈的这些身体变化是正常的　/ 34

马大夫告诉你顺产妈妈应注意什么　/ 35

李大夫告诉你顺产妈妈应怎么吃　/ 41

顺产妈妈一日食谱　/ 42

马大夫告诉你剖宫产妈妈应注意什么　/ 44

李大夫告诉你剖宫产妈妈应怎么吃　/ 46

剖宫产妈妈一日食谱　/ 47

产后第 2 天　谨慎应对产后疼痛　/ 48

新妈妈的这些身体变化是正常的　/ 48

马大夫告诉你新妈妈应注意什么　/ 49

李大夫告诉你新妈妈应怎么吃　/ 52

顺产妈妈一日食谱　/ 53

剖宫产妈妈一日食谱　/ 53

产后第 3 天　吃些通乳的食物　/ 56

新妈妈的这些身体变化是正常的　/ 56

马大夫告诉你新妈妈应注意什么　/ 57

李大夫告诉你新妈妈应怎么吃　/ 60

顺产妈妈一日食谱　/ 61

剖宫产妈妈一日食谱　/ 61

产后第 4 天　密切关注恶露情况　/ 64

新妈妈的这些身体变化是正常的　/ 64

马大夫告诉你新妈妈应注意什么　/ 65

李大夫告诉你新妈妈应怎么吃　/ 68

顺产妈妈一日食谱　/ 69

剖宫产妈妈一日食谱　/ 69

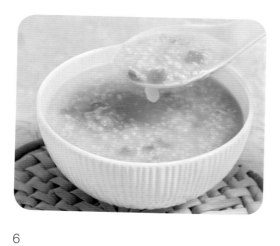
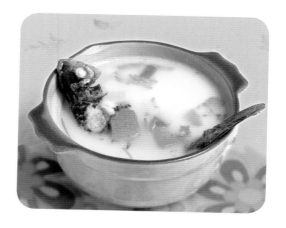

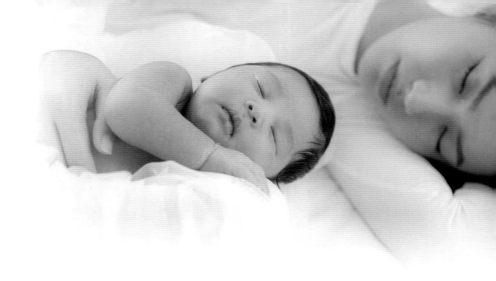

产后第 5 天　注意安心养神　　　　　/ 72

新妈妈的这些身体变化是正常的　　　/ 72

马大夫告诉你新妈妈应注意什么　　　/ 73

李大夫告诉你新妈妈应怎么吃　　　　/ 75

顺产妈妈一日食谱　　　　　　　　　/ 76

剖宫产妈妈一日食谱　　　　　　　　/ 76

产后第 6 天　多注意健脾开胃　　　　/ 78

新妈妈的这些身体变化是正常的　　　/ 78

马大夫告诉你新妈妈应注意什么　　　/ 79

李大夫告诉你新妈妈应怎么吃　　　　/ 81

顺产妈妈一日食谱　　　　　　　　　/ 82

剖宫产妈妈一日食谱　　　　　　　　/ 82

产后第 7 天　还是要好好休息　　　　/ 85

新妈妈的这些身体变化是正常的　　　/ 85

马大夫告诉你新妈妈应注意什么　　　/ 86

李大夫告诉你新妈妈应怎么吃　　　　/ 88

顺产妈妈一日食谱　　　　　　　　　/ 89

剖宫产妈妈一日食谱　　　　　　　　/ 89

产后第 2 周

调理脏器，促进身体恢复　　　　　　/ 92

新妈妈的这些身体变化是正常的　　　/ 92

马大夫告诉你新妈妈应注意什么　　　/ 93

李大夫告诉你新妈妈应怎么吃　　　　/ 95

新妈妈食谱推荐：产后第 2 周　　　　/ 97

产后第 3 周

药食同补，促进身体恢复　　　　　　/ 100

新妈妈的这些身体变化是正常的　　　/ 100

马大夫告诉你新妈妈应注意什么　　　/ 101

李大夫告诉你新妈妈应怎么吃　　　　/ 103

新妈妈食谱推荐：产后第 3 周　　　　/ 105

产后第 4 周

膳食多样，补充宝宝的"粮仓"　　　/ 107

新妈妈的这些身体变化是正常的　　　/ 107

马大夫告诉你新妈妈应注意什么　　　/ 108

李大夫告诉你新妈妈应怎么吃　　　　/ 109

新妈妈食谱推荐：产后第 4 周　　　　/ 110

产后第 5 周

增强体质，滋补元气 / 112

新妈妈的这些身体变化是正常的 / 112

马大夫告诉你新妈妈应注意什么 / 113

李大夫告诉你新妈妈应怎么吃 / 115

新妈妈食谱推荐：产后第 5 周 / 116

产后第 6 周

滋补养身，恢复完美状态 / 118

新妈妈的这些身体变化是正常的 / 118

马大夫告诉你新妈妈应注意什么 / 119

李大夫告诉你新妈妈应怎么吃 / 123

新妈妈食谱推荐：产后第 6 周 / 124

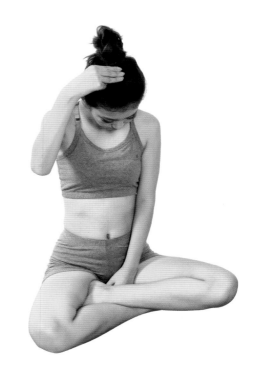

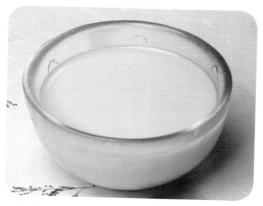

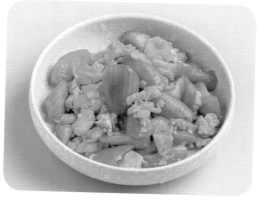

夏季、冬季坐月子有什么区别 / 126

夏季怎样坐月子 / 126

冬季怎样坐月子 / 127

特殊新妈妈该怎样坐月子 / 128

血脂异常的新妈妈该怎样坐月子 / 128

高血压新妈妈该怎样坐月子 / 131

糖尿病新妈妈该怎样坐月子 / 133

素食新妈妈该怎样坐月子 / 136

专题 新妈妈问得最多的问题 / 138

精心调理产后不适，人生不留遗憾

产后恶露不尽 / 140

子宫排出恶露的过程是怎样的 / 140

恶露异常，怎么办 / 140

怎样保持阴道清洁 / 141

饮食调理 / 141

产后腹痛 / 142

产后多活动，促进气血顺畅 / 142

注意腹部保暖，避免宫寒 / 142

保持乐观的心态，避免气血瘀滞 / 142

按摩疏通瘀血 / 142

饮食调理 / 143

产后便秘 / 144

哪些原因会导致产后便秘 / 144

保持心情舒畅，避免肠胃蠕动减慢 / 144

按压天枢穴，促进排便 / 144

适当运动，加快肠胃蠕动 / 145

饮食调理 / 145

产后痔疮 / 146

勤洗浴、勤换内裤，促进肛门的
血液循环 / 146

按长强穴，促使痔内静脉丛血流顺畅 / 146

常做提肛运动，帮助静脉血回流 / 146

早排便，避免肛裂 / 147

饮食调理 / 147

产后尿失禁 / 148

凯格尔运动，可锻炼骨盆底肌肉 / 148

憋尿练习，有利于控制骨盆底肌肉
收缩 / 148

按摩小腹，强化膀胱功能 / 149

饮食调理 / 149

产后水肿 / 150

不要久坐或久站，减轻腿部压力 / 150

勤泡脚，促进血液循环 / 150

按摩双腿，缓解水肿 / 151

饮食调理 / 151

产后上火 / 152

上火的不同症状 / 152

饮食调理 / 153

产后厌食 / 154

做简单的运动或家务，能促进
肠胃蠕动 / 154

按摩足三里，可健脾胃 / 154

心情好，自然想吃饭 / 155

饮食调理 / 155

产后缺乳 / 156
按揉乳根穴，促进乳汁分泌 / 156
养成良好的哺乳习惯 / 156
保持好心情 / 156
饮食调理 / 157

产后乳房胀痛 / 158
按压肩井穴，活血、通络、止痛 / 158
饮食调理 / 158

产后乳腺炎 / 160
产后乳腺炎的原因有哪些 / 160
按压梁丘穴，缓解乳腺炎疼痛 / 160
排空乳房能有效控制乳腺炎恶化 / 161
保持愉悦的心情，维持内分泌平衡 / 161
饮食调理 / 161

乳头皲裂 / 162
乳头皲裂的原因有哪些 / 162
涂抹乳汁能加速乳头伤口愈合 / 162
养成良好的哺乳习惯 / 162
注意局部卫生，避免交叉感染 / 163
乳头皲裂要谨慎护理，暂缓喂奶 / 163
饮食调理 / 163

子宫复原不全 / 164
及时排尿，保护膀胱 / 164
经常变换休息体位，防止子宫后倾 / 164
刺激乳头，促进缩宫素分泌 / 164
产褥期别"赖床" / 165
适当洗浴能促进伤口愈合 / 165
饮食调理 / 165

产后脱发 / 166
用指腹按摩头皮，促进头发生长 / 166
按压百会穴，改善脱发 / 166
放松心情 / 167
饮食调理 / 167

产后牙齿松动 / 168
注意口腔卫生 / 168
常做叩齿运动，坚固牙齿 / 169
饮食调理 / 169

产后抑郁 / 170
产后抑郁的原因有哪些 / 170
冷静地观察自己，寻求解决办法 / 170
为了自己和宝宝，积极接受治疗 / 170
坦诚告诉亲近的人实情 / 171
到户外转转 / 171
饮食调理 / 171

产后健忘 / 172
产后健忘的原因有哪些 / 172
按压心俞穴，改善健忘 / 172
按揉印堂穴，活化脑细胞 / 173
饮食调理 / 173

手腕关节痛 / 174
产后注意保暖 / 174
照顾宝宝不要过于劳累 / 174
热姜水泡手，祛除寒气 / 174
饮食调理 / 174

第 **4** 章

细心呵护宝宝健康，妈妈安心

新生儿的全面探秘 / 176

出生第 1 天　关注第一次体检 / 178

为什么宝宝像个小老头儿 / 178

宝宝可能长得既不像爸爸也不像妈妈 / 178

宝宝的头为什么是椭圆形的 / 179

宝宝脸上出现"小白点"的原因是什么 / 179

宝宝头顶处一鼓一陷是怎么回事 / 179

宝宝红斑大多会自行消退吗 / 180

宝宝第一声清脆而响亮的啼哭预示着什么 / 181

为什么宝宝在出生后的 24 小时内会排出墨绿色的大便 / 181

宝宝为什么不需要用枕头 / 181

怎样给宝宝进行阿普加测评 / 182

妈妈和宝宝正式见面时应记住哪两个"30 分钟" / 182

宝宝出生后 24 小时内需要接种哪 3 种疫苗 / 183

出生第 2 天　关注体温变化 / 184

宝宝睡觉时不宜穿太多 / 184

宝宝在出生后的几天内出现体重下降是正常的 / 184

如何抱宝宝 / 185

宝宝在出生后的 2 天内吐羊水是正常的 / 186

宝宝为什么会"脱皮" / 188

宝宝的螳螂嘴和板牙不需要特殊治疗 / 188

宝宝的假月经 / 188

出生第 3 天
关注生殖器官护理 / 189

注意护理女宝宝的生殖器官 / 189

注意护理男宝宝的生殖器官 / 189

为什么大多数宝宝会出现生理性黄疸 / 190

女宝宝分泌"白带"时应怎样处理 / 191

出生第 4 天　关注脐带 / 192

护理好宝宝的脐带 / 192

重视宝宝的睡眠 / 192

经常给宝宝变换睡姿，避免睡偏头 / 192

怎样避免异物进入宝宝的眼睛 / 193

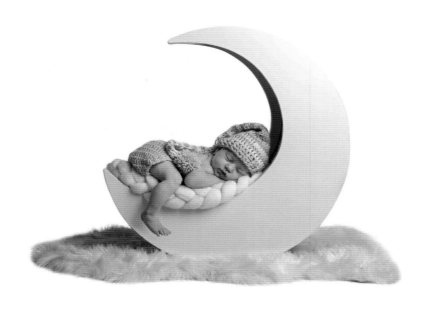

宝宝喉咙里"呼噜呼噜"响，
是有痰吐不出来吗　　　　　／ 193

怎样裹襁褓　　　　　　　　　／ 193

怎样保护宝宝免受蚊虫叮咬　　／ 195

有些宝宝会出现乳房肿大的情况　／ 195

能有效对抗宝宝吐奶的拍嗝方法　／ 196

出生第 5 天
传统尿布和纸尿裤　　　　　　／ 198

传统尿布和纸尿裤的优缺点各是什么　／ 198

舒适纸尿裤应具备哪些条件　　／ 198

怎样选择纸尿裤　　　　　　　／ 199

宝宝为什么会干哭无泪　　　　／ 199

脐带刚脱落时该怎样护理　　　／ 200

宝宝喜欢被抱着睡怎么办　　　／ 200

该怎样处理宝宝的特殊胎记　　／ 201

宝宝"惊跳"是神经系统
不成熟的表现　　　　　　　　／ 201

宝宝不会吃奶怎么办　　　　　／ 201

出生第 6 天　关注便便　　　　／ 202

宝宝每天正常的排便次数是多少　／ 202

宝宝大便异常情况有哪些　　　／ 202

怎样护理宝宝的小屁股　　　　／ 203

怎样给宝宝剪指甲　　　　　　／ 203

宝宝在睡梦中哭了怎么办　　　／ 203

出生第 7 天　关注体重　　　　／ 204

宝宝每天应增重多少克　　　　／ 204

为什么不能摇晃宝宝　　　　　／ 204

为什么卧室通宵开灯不利于宝宝
健康　　　　　　　　　　　　／ 204

时刻关注宝宝的精神状态　　　／ 205

出生第 2 周　关注呛奶 / 206

给宝宝穿衣服的注意事项 / 206

宝宝呼吸时快时慢的主要原因 / 206

为什么不能让宝宝含着乳头睡觉 / 206

宝宝呛奶怎么办 / 207

出生第 3 周　睡觉香，长得快 / 208

宝宝睡觉时，家人一定要蹑手
蹑脚吗 / 208

宝宝应该睡什么床 / 208

宝宝的头睡偏了，该如何纠正 / 208

喂奶时，怎样避免压到宝宝的鼻孔 / 208

宝宝排便次数减少，排便量增加
属于正常现象 / 209

出生第 4 周　做做抬头训练 / 210

给宝宝拍照需注意什么 / 210

不建议剃满月头 / 210

宝宝应怎样穿衣服 / 211

为什么不能给宝宝戴饰品 / 211

为什么不用过于担心宝宝出现的
枕秃 / 211

需要给宝宝补充维生素 AD 制剂 / 211

专题　轻捏慢揉做抚触，呵护宝宝
健康 / 213

宝宝的喂养——母乳喂养 / 217

为什么坚持母乳喂养的信心很重要 / 217

好心情可促进乳汁分泌 / 217

母乳从哪里来 / 217

母乳喂养的好处有哪些 / 218

母乳按分泌的时间分为初乳、
过渡乳和成熟乳 / 219

珍惜产后 1~7 天的宝贵初乳 / 219

产后 8~14 天的乳汁为过渡乳 / 219

产后 14 天以后的成熟乳 / 220

宝宝的胃容量是怎样变化的 / 220

产后 0.5 小时内让宝宝吮吸乳头 / 221

前奶、后奶的营养不同，要让宝宝
都吃到 / 222

纯母乳喂养的宝宝需要喝水吗 / 222

强迫宝宝吃奶的危害有哪些 / 222

正确的哺乳方式有哪几种 / 223

什么是按需喂养 / 224

如何观察宝宝吸吮的姿势是否正确 / 224

如何提高母乳"产量" / 225

产后 2~3 天还没开奶，也不用
担心会饿到宝宝 / 226

宝宝的喂养——混合喂养 / 228

什么是混合喂养 / 228

判断母乳是否够吃的四大标准 / 229

配方奶粉和母乳如何搭配 / 229

混合喂养的技巧有哪些 / 230

宝宝不接受配方奶粉有哪几种情况 / 230

为什么配方奶粉不能冲太浓 / 230

能否把母乳吸出来，和配方奶粉

混在一起喂宝宝 / 231

怎样防止人为造成混合喂养 / 232

宝宝的喂养——人工喂养 / 233

什么是人工喂养 / 233

给宝宝喂配方奶粉后应注意什么 / 233

怎样选择配方奶粉 / 233

选购配方奶粉时要注意其奶源、

配方和工艺 / 234

人工喂养时怎样判断喂奶量标准 / 234

怎样给宝宝选择奶瓶和奶嘴 / 235

按需喂养，及时喂养 / 236

如何给宝宝喂配方奶粉 / 236

如何给奶瓶消毒才能避免细菌侵袭 / 237

配方奶粉开罐后尽量在 4 周内喝完 / 238

配方奶粉为什么不宜随便更换 / 238

宜用自来水冲调配方奶粉 / 238

关于钙和维生素 D 的补充 / 239

人工喂养的宝宝要定期称体重 / 239

宝宝疾病的护理 / 241

宝宝得了红屁股怎么办 / 241

宝宝溢奶怎么办 / 242

宝宝湿疹怎么办 / 243

宝宝腹泻怎么办 / 244

宝宝便秘怎么办 / 246

宝宝夜啼怎么办 / 247

宝宝脐炎怎么办 / 248

专题　**读懂宝宝的啼哭** / 249

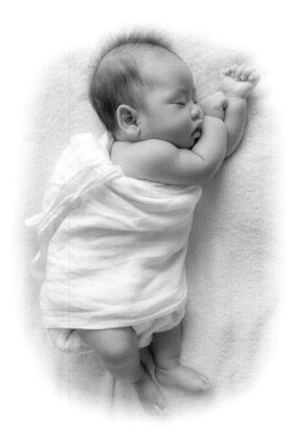

月子期，女人一生中改善体质的最好时机

坐好月子不留病

由于分娩时出血多，且分娩过程非常消耗体力，因此新妈妈产后需通过坐月子来调补身体，恢复健康。如果能抓住这个机会好好调理，新妈妈的身体不仅可以恢复到产前水平，气色和体形也会比产前更好。

女人为什么要坐月子

1 怀胎期间，逐渐长大的宝宝和随之变大的子宫会使女性的器官组织、内分泌等发生变化。它们的复原，都需要月子期间的悉心养护。

2 生下宝宝后，新妈妈的子宫颈和外阴会变得松软、充血、水肿，且子宫内膜会出现创口和剥落。在自然分娩的情况下，外阴恢复需要10余天，子宫恢复需要42天左右，而子宫内膜表面的完全复原需要56天左右。

3 新妈妈生产时不仅会消耗大量的体力和精力，还会受到一些损伤，如胎盘剥离时在子宫壁留下的创面、剖宫产手术伤口、会阴部的撕裂等。月子期间的休养可以让新妈妈恢复体力，并让伤口得以愈合。

月子坐不好会有哪些危害

　　很多新妈妈在坐月子的过程中会觉得老一辈太迷信，因为有许多让日子变得无比难熬的规矩。她们认为这些规矩毫无必要，外国人不坐月子不一样身体健康吗？其实不然，毕竟我们与他们的饮食结构不同，体质也不同。更重要的是，坐月子是我们的生活习惯及民俗之一。月子期好好进行调理，对新妈妈的身体健康是很有帮助的。月子坐不好，会为新妈妈以后的健康埋下以下隐患。

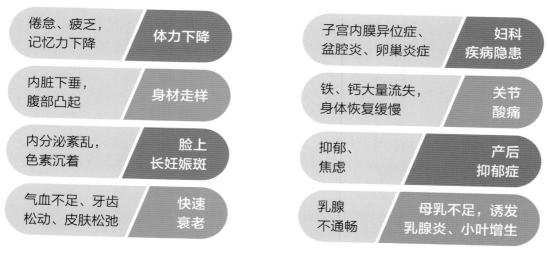

倦怠、疲乏，记忆力下降	体力下降
内脏下垂，腹部凸起	身材走样
内分泌紊乱，色素沉着	脸上长妊娠斑
气血不足、牙齿松动、皮肤松弛	快速衰老

子宫内膜异位症、盆腔炎、卵巢炎症	妇科疾病隐患
铁、钙大量流失，身体恢复缓慢	关节酸痛
抑郁、焦虑	产后抑郁症
乳腺不通畅	母乳不足，诱发乳腺炎、小叶增生

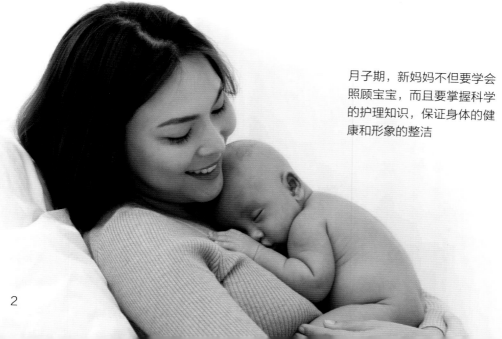

月子期，新妈妈不但要学会照顾宝宝，而且要掌握科学的护理知识，保证身体的健康和形象的整洁

新妈妈应准备哪些物品

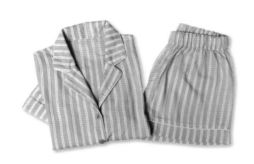

纯棉睡衣、哺乳睡衣

新妈妈出汗特别多且易疲乏，纯棉睡衣吸汗、柔软、穿着舒适。乳汁和恶露都容易弄脏睡衣，所以新妈妈应该多准备几套睡衣。如果刚好在秋冬季节坐月子，为了避免着凉，新妈妈还可以选择乳房部位带有扣子的哺乳睡衣，以便哺乳。

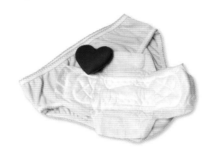

产妇专用内裤

分娩后，新妈妈的肚子不会马上变小，所以新妈妈要准备产妇专用内裤。为了保持洁净，内裤要经常更换，所以新妈妈应该多准备一些产妇专用内裤。

哺乳用的胸罩、防溢乳垫

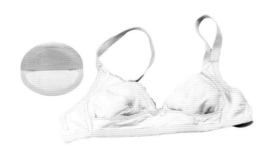

穿戴哺乳用的胸罩可以方便新妈妈哺乳，而且有利于胸部的定型。新妈妈刚开始哺乳的时候，会出现乳汁溢出的情况，很容易弄湿衣服，所以还要准备防溢乳垫。

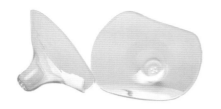

乳头保护器

受众多因素影响，哺乳期极易出现乳头皲裂，而乳头皲裂又会引起急性乳腺炎。因此，新妈妈应勤换胸罩，保持乳头干燥、洁净，使用乳头保护器罩住乳头以防擦伤。

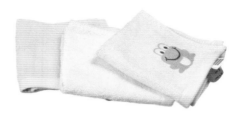

湿巾、毛巾、纱布

新妈妈月子期碰水容易着凉，需要多准备些湿巾。毛巾的用途很多，洗脸、按摩乳房、清洁乳房时都可以用到，所以新妈妈要准备几条毛巾。另外，哺乳的时候也可以把毛巾垫在宝宝的脑袋下面。纱布主要是在宝宝出汗或吐奶的时候用，也需要多准备。

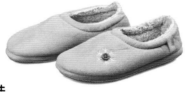

软底鞋

新妈妈身体虚弱，排汗多，又怕见风，脚部最怕受凉，穿一双软底鞋既可以保暖，又可以缓解脚部的劳累。

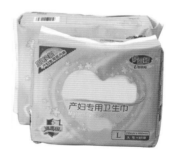

产妇专用卫生巾

新妈妈在月子期会排出大量恶露，而普通卫生巾易侧漏、回流，极易引起伤口感染。所以新妈妈要选择针对月子中的各种状况而设计的产妇专用卫生巾。

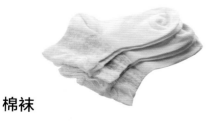

棉袜

新妈妈不能着凉，穿双袜子能很好地保护脚部。

新妈妈应给宝宝准备哪些物品

奶瓶

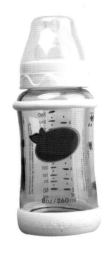

母乳是宝宝最理想的食物，一般来说，宝宝出生后不要喂他任何母乳以外的食物。新妈妈如果实在没有乳汁，就要准备奶瓶，且应准备2个奶瓶，1个用来喂奶，1个用来喂水。玻璃奶瓶安全、耐热性好，且不易藏污垢，还方便清洗，适合需要多次哺喂的宝宝使用。

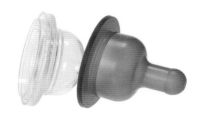

奶嘴

刚出生的宝宝吸吮力较弱，新妈妈应为其选择小圆孔奶嘴。此外，刚出生的宝宝口腔娇嫩，新妈妈应为其选择柔软安全的硅胶材质奶嘴，且应及时更换奶嘴。

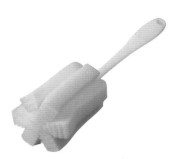

奶瓶刷

为宝宝选择的奶瓶若为玻璃材质，新妈妈就应选择尼龙奶瓶刷。尼龙奶瓶刷可以紧密贴合瓶壁，具有较强的洁净效果，加上刷头采用高密度刷毛，能彻底去除顽固污渍。

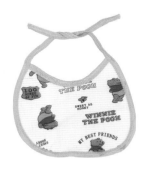

围嘴

新妈妈可以选择好洗的纯棉材质、颈部大小可调节的围嘴，但围嘴不宜过大，且四周不要有很多花边，以免刺激到宝宝娇嫩的皮肤。

婴儿床

婴儿床要有不高于35厘米的护栏，既可避免宝宝爬出来，又方便家人抱出宝宝。婴儿床最好紧挨着墙壁放置，可避免晃动而倾倒。

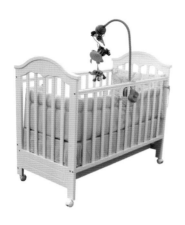

连体裤、帽子

连体裤有较好的保暖作用，而且便于宝宝活动。月子里如果有特殊情况要带宝宝出门，新妈妈一定要给宝宝戴上帽子。帽子可以保护宝宝还没有闭合的囟门，还可以避免宝宝着凉或晒伤。

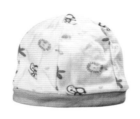

婴儿抱毯 / 抱被

婴儿抱毯 / 抱被要选择纯棉材质的，最好由外皮和内胆组成的。气温较高时，新妈妈可拆除内胆，把外皮当被子盖在宝宝身上；气温较低时，新妈妈可装上内胆给宝宝使用。

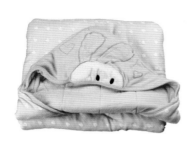

隔尿垫

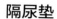

隔尿垫的主要作用是隔离尿液，以免褥子或床垫被尿液浸湿。隔尿垫应放置在尿布和床垫之间，减少排泄物对床垫的污染程度，使床垫容易清洗。

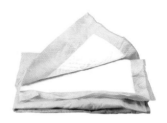

婴儿专用纸巾、湿巾

宝宝吐奶时，新妈妈要用婴儿专用纸巾给宝宝擦拭，以保护宝宝娇嫩的皮肤；宝宝大便后，新妈妈最好用婴儿专用湿巾给宝宝擦拭，这样既可避免留下碎屑，也不会擦破宝宝的皮肤。无论是婴儿专用纸巾，还是婴儿专用湿巾，新妈妈都要选择柔软、厚实且没有香味的材质。

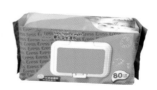

婴儿专用棉棒

为宝宝清洗鼻孔、眼角、耳道、肚脐时，需要使用婴儿专用棉棒。新妈妈应选择一头是4段式螺旋头、一头是水滴形的棉棒，前者可用于去除鼻孔、耳道污垢，后者可用于清理耳郭、肚脐等部位污垢。新妈妈应轻拉棉头，确认无松动后再使用棉棒，且不要将棉棒过深地插入宝宝耳孔或鼻孔，以免发生危险。

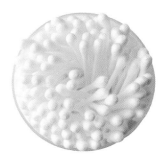

婴儿专用衣服清洗剂

宝宝皮肤娇嫩，新妈妈应使用婴儿专用衣服清洗剂清洗宝宝的衣服。婴儿专用衣服清洗剂的成分温和天然，不会刺激宝宝的皮肤。此外，宝宝的衣服要用清水冲洗干净，避免残留。

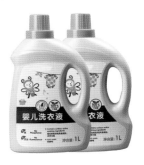

婴儿专用指甲剪

宝宝好动，指甲又小，所以新妈妈应在其熟睡时使用婴儿专用指甲剪为其修剪指甲。新妈妈应将甲缘修剪成圆弧形，千万不要用手扯下宝宝的指甲。如果不慎误伤宝宝，新妈妈应尽快用消毒纱布或棉球压住伤口，直至流血停止，然后涂抹一些碘酒或消炎软膏。

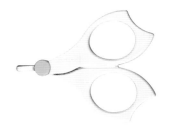

纸尿裤

宝宝的膀胱尚未发育完全，不能将小便贮存很久，所以纸尿裤的更换次数要多些。宝宝啼哭时，新妈妈也应注意是否需要为宝宝更换纸尿裤。此外，常穿纸尿裤会形成一个潮湿环境，不利于皮肤健康，所以新妈妈在更换纸尿裤时不要马上为宝宝穿上新纸尿裤，可让皮肤透一会儿气，以减少尿布疹的发生。

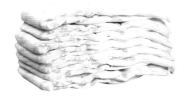

怎样选择一位
全家都满意的月嫂

月嫂的职责范围须提前界定明确

月嫂的职责一般是护理产妇和新生儿，基本不涉及其他事务，因为其他事务会分散月嫂的精力。

护理新生儿的工作约占月嫂工作量的 80%

护理方面	具体工作
生活护理	指导产妇给新生儿喂奶、洗澡、穿衣、换洗尿布等
专业护理	给新生儿洗澡、测量体温、清洗衣服、消毒尿布、冲调奶粉、消毒奶瓶，观察新生儿有无身体异常等
身体护理	观察和护理新生儿，警惕尿布疹、发热、腹泻、便秘、啼哭等；发现异常及时提醒产妇并协助处理，必要时需带新生儿及时就医
潜能开发	给新生儿做婴儿操，锻炼四肢协调能力，开发早期智力，帮助新生儿建立良好的生活习惯

护理产妇的工作约占月嫂工作量的 20%

护理方面	具体工作
生活护理	帮助产妇擦洗身子、观察恶露情况等
乳房护理	帮助产妇清洗、按摩乳房，通乳，解决乳房肿胀等问题；教会产妇正确的哺乳姿势等
身体护理	帮助产妇练习产后恢复操，促进身体恢复和瘦身等
心理指导	传授育儿心得，进行心理沟通，避免产妇患上产后抑郁症

月嫂必须具备哪些品质

每个人对月嫂的要求都不相同，挑选时不仅要看她的经验值，还必须确保她具备以下品质。

积极的配合

坐月子需要集体协作，绝不是月嫂的"一言堂"。所以月嫂必须清楚自己的定位，快速融入不同的家庭，并满足不同雇主的不同要求。

专业的护理知识

月嫂要具备专业的护理知识和一定的护理经验，在工作中遇到特殊情况时要有自己的专业坚持。当自己的经验与雇主的要求完全相悖时，月嫂坚持原则非常重要，但最好能找到两者的平衡点。

客观、中立的态度

月子期往往是家庭矛盾的爆发期。面对产妇及其家人的激动情绪，月嫂应保持中立、冷静，多从侧面开导产妇，避免激化矛盾，更不要卷入雇主的家庭矛盾中。

良好的卫生健康状况

月嫂不仅要有干净、整洁的习惯，还要持有健康证。月嫂的健康证分为表格和证件两种，前者是个人身体状况检查的各项结果，后者是相应机关给出的上岗证明。

随和、乐观的状态

很多产妇会出现产后抑郁的情况，所以月嫂必须平易近人且保持乐观的心态，积极开导产妇。

对新生儿有爱心

这是最重要的一点，因为月嫂80%的工作量是照顾新生儿。没有爱心，就无法胜任这份工作。

怎样面试月嫂

面试月嫂时，孕妈妈可根据自己的情况向月嫂提问。下面的基本问题仅供参考。

❖ 月嫂的基本情况及性格特征

1.请月嫂介绍一下自己的情况，如年龄、籍贯、家庭情况、从业时间、特长等。

2.检查"三证"[身份证、健康证（通常有效期为1年）和育婴师证书]是否齐全。

3.通过询问问题了解一些隐性情况。

询问"做月嫂之前做什么工作？""为什么做月嫂？""大约照顾过多少产妇及新生儿？"等问题，可以了解月嫂对新生儿的看法、是否有爱心、是否细心等。

询问"在工作中，有什么印象深刻的事？""有没有遇到过难相处的客户？""是否遇到过新生儿生病的情况？""哪种新生儿最难带？"等问题，可以了解月嫂与人相处的态度及处理突发事件的能力。

询问"是否与家人一起生活？""家中是否有老人？""小孩是否需要照顾？"等问题，可以了解月嫂有无后顾之忧。

让月嫂描述一天的工作安排，可了解其工作职责。

❖ 婴儿护理和产妇护理知识

询问月嫂有关婴儿护理和产妇护理的问题，可以了解其专业性。

- 新生儿脐带、五官等如何护理？
- 新生儿出现鹅口疮、脱水热、黄疸、溢奶、腹泻等情况时，如何护理？
- 新生儿吐奶时怎么办？
- 照顾顺产和剖宫产妈妈的区别是什么？
- 列举一下不同阶段的月子餐。
- 产妇如果患上乳腺炎，还可以喂奶吗？
  ……

❖ 工作职责界定

询问月嫂以下问题，可以确保双方合作顺畅。

- 一天需要休息多久？一周需要休息几天？
- 是否负责打扫产妇房间？
- 是否负责买菜做饭？
- 夜间能否照顾产妇和新生儿？
  ……

对于以上问题，每位月嫂的回答是不一样的，孕妈妈要根据自己的情况选择合适的月嫂。确定最终人选后，孕妈妈要随时和月嫂沟通自己的情况，以免发生时间冲突。此外，之前看好的其他月嫂的资料也要保留，以备不时之需。

主动提问

面试月嫂时，孕妈妈要和月嫂进行充分沟通，如：

工作后，你对生活方面有哪些要求？

为了配合你的工作，我和我的家人需要配合和准备什么？

对于我家，你还有什么想知道的吗？

第1章

顺利分娩，
幸福孕程
完美结束

分娩前，孕妈妈和准爸爸需要做哪些准备

分娩前怎样避免过度紧张

分娩前，孕妈妈要保持平和的心情，避免过度紧张。因为分娩本身会消耗巨大的体力，如果孕妈妈过于紧张，可能会使体力消耗得更快。

孕妈妈可以通过多想一些开心的事转移注意力，也可以提前多了解一些与分娩相关的知识来保持情绪平和。如果对分娩和新生儿护理有疑问，孕妈妈可以向身边的医护人员咨询。此外，家人尤其是准爸爸要给孕妈妈足够的关心和爱，不要给孕妈妈压力，以免影响顺利分娩。

分娩前为什么要保证充足的休息

预产期前2周的孕妈妈随时有分娩的可能，且每天都会感到几次不规则的子宫收缩（这种宫缩经过卧床休息会很快消失）。这时，孕妈妈需要保持正常的生活和睡眠，吃些营养丰富、容易消化的食物，如鸡蛋、牛奶等，为分娩准备充足的体力。

临近分娩时，孕妈妈除了要保证充足的夜间睡眠外，还要保证适当的午睡。此外，此时的孕妈妈应尽量避免单独外出和旅行，但也不应整天卧床休息，做一些力所能及的运动也是有利于分娩的。

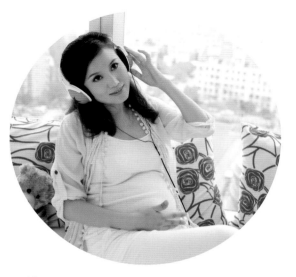

孕妈妈临近分娩时可以听些轻柔的音乐，想些开心的事情来转移对分娩的紧张感

见红了，为什么要先洗个澡

"见红"是指阴道分泌物中出现稠厚带血性的黏液，多发生在生产前 48～24 小时。见红后，如果尚未出现阵痛或破水等征兆，孕妈妈不要慌张，也不要急着去医院，应该先洗个澡，再和家人一起前往医院。因为一旦分娩，新妈妈就会有几天不能洗澡，身体会十分不舒服。

感觉快生了却独自在家，怎么办

孕妈妈感觉羊水马上要流出来或者已经有羊水流出时，就说明宝宝要出生了。此时若身边没有家人，孕妈妈该怎么办？

立刻拨打 120
说清楚详细地址，请求医院派医护人员到家里协助分娩

给家人打电话
打电话给一个离自己最近的人，如丈夫、爸妈、公婆、朋友

打开家门
提前打开家门，以便救护人员顺利工作

平躺下来
在救护人员到达之前，先平躺，且在身下垫个干净的毯子，以免宝宝出生后撞到地面。如果体力允许，还要准备干净的浴巾，以防宝宝出生后着凉

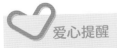

爱心提醒

爬楼梯能增加宫缩强度

待产时，孕妈妈如果只有肚子痛，宫缩频率不高，在身体条件允许的情况下，可以爬爬楼梯。孕妈妈爬楼梯时，一定要有家人陪同。孕妈妈如果羊水破了，就不能再爬楼梯了，需要马上到产房待产。

为什么提倡自然分娩

孕妈妈该怎样增加自然分娩的信心

分娩对孕妈妈来说就像一场没有硝烟的战争。面对未知，所有人都会害怕，但孕妈妈要有"我一定能行"的信心。孕妈妈要想增加这份信心，就要对自然分娩有个全面的了解。

首先，孕妈妈可以多阅读一些孕产方面的图书，或者观看一些相关视频课程等，了解自然分娩的过程和应对的方法，以便分娩时可以积极配合医生。

其次，孕妈妈要有强烈的自然分娩的意愿，相信医生，听从医生和助产士的指导，解除心理压力。要知道，心理因素是影响自然分娩的关键因素。孕妈妈要相信在医护人员的帮助下，自己是可以通过自然分娩顺利迎接宝宝的到来的。

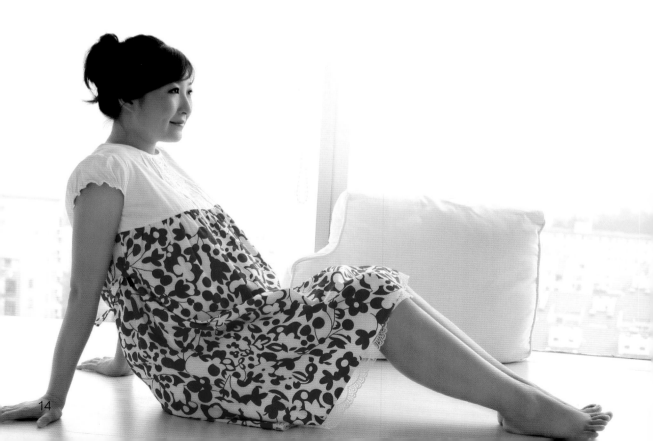

为什么自然分娩深受青睐

　　自然分娩是指宝宝从阴道分娩而出。如果孕妈妈情况一切正常，医生通常会推荐自然分娩。自然分娩究竟有哪些好处呢？下面我们就详细地给孕妈妈和准爸爸介绍一下。

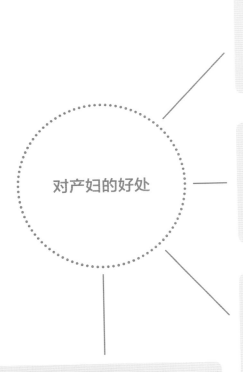

风险小，安全

　　一般来说，自然分娩的出血量约300毫升，可以有效减少手术过程中大出血的风险，也可以减少部分产妇因出血过多而出现的贫血等症状。

减少并发症和后遗症

　　自然分娩可以避免剖宫产手术过程中出现的并发症和后遗症。此外，剖宫产手术会在产妇肚子上留下伤疤。

早下奶

　　自然分娩时，产妇的垂体会分泌催产素，其不但可以促进生产，还能促进乳汁的分泌，有利于尽早下奶。而母乳喂养可以帮助产妇收缩子宫，促使子宫恢复。

对产妇的好处

恢复快

　　自然分娩的产妇产后很快便能下地活动，饮食和日常生活也可以很快恢复正常。自然分娩的产妇一般产后3天就能回家坐月子，还能及早地进行锻炼以恢复体形。

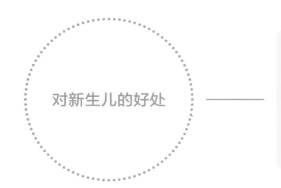

対新生儿的好处

减少呼吸系统疾病和窒息的发生

分娩过程中，子宫的收缩和阴道的挤压有助于减少新生儿湿肺、肺炎、窒息等的发生。与此同时，新生儿肺部得到锻炼，肺泡表面活性物质得以增加，肺泡得以扩张，利于减少呼吸系统疾病的发生。

哪些情况需要进行会阴侧切

正常情况下，医生不会进行会阴侧切。只有产妇出现以下几种不利于顺产的情况，为了让新生儿尽快降生、避免新生儿心跳减弱等，医生才会进行会阴侧切。

1.会阴组织缺乏弹性，或是阴道口狭窄，以及阴道出现水肿、炎症等症状时。

2.巨大儿、胎位不正或产妇产力不足时，宝宝娩出容易在会阴处受到阻碍时。

3.初次分娩的高龄孕妇，以及孕期患有高血压、心脏病者。

4.产程中出现意外情况，如胎心异常、羊水浑浊甚至出现胎粪等，显示宝宝缺氧时。

5.发生异常情况，须借助产钳或胎头吸引器来帮助分娩时。

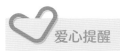 爱心提醒

头胎时侧切了，生二胎时不一定要侧切

大多数二胎妈妈因为已经有了生产经验，生产时会将会阴部的伸缩控制得较好，只要宝宝的头部能顺利出来，就不用再进行侧切。

当然，如果条件不允许，也必须进行侧切。是否进行会阴侧切，医生会根据生产时的状况而定，产妇不用顾虑太多。

拉梅兹分娩呼吸法可减痛、加速生产

拉梅兹分娩呼吸法有效地让孕妈妈在分娩时将注意力集中在对自己呼吸的控制上，从而转移疼痛，适度放松肌肉，能够充满信心地在分娩过程中发生产痛时保持镇定，以达到加速生产并让宝宝顺利出生的目的。

❖ 准备工作必不可少

孕妈妈在客厅地毯上或在床上盘腿而坐，播放一首旋律优美的胎教音乐，在舒缓优美的音乐中，将身体完全放松，目视前方。孕妈妈可以邀请准爸爸陪伴，帮忙计时，给予鼓励。

❖ 第一阶段：胸部呼吸法

应用时机： 分娩刚开始，宫颈开约 3 厘米时。

练习方式： 此阶段孕妈妈可以感觉到子宫每 5 ~ 20 分钟收缩一次，每次收缩 30 ~ 60 秒。孕妈妈用鼻子深深吸一口气，再随着子宫收缩而吐气、吸气，反复进行，阵痛停止后再恢复正常呼吸。

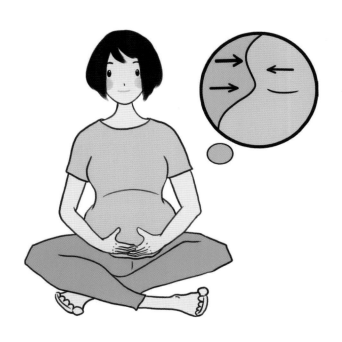

❖ 第二阶段："嘶嘶"轻浅呼吸法

应用时机： 宫颈开至 3~7 厘米时，子宫的收缩变得更加频繁，每 2~4 分钟就会收缩一次，每次持续 45~60 秒。

练习方式： 孕妈妈要让自己的身体完全放松，眼睛注视同一地方；用嘴吸入一小口空气，保持轻浅呼吸，让吸入的气量和吐出的气量相等。此阶段要完全用嘴呼吸，保持呼吸高位在喉咙，就像发出"嘶嘶"的声音。总之，子宫开始收缩时，采用胸式深呼吸；子宫强烈收缩时，采用浅呼吸法；子宫收缩开始减缓时，恢复深呼吸。

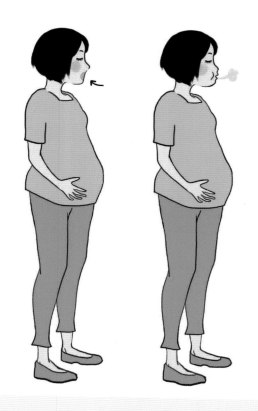

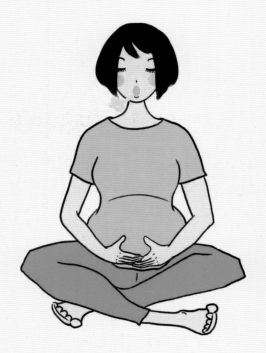

❖ 第三阶段：喘息呼吸法

应用时机： 宫颈开至 7~10 厘米时，孕妈妈感到子宫每 60~90 秒就会收缩一次，这表明已经到了产程最激烈、最难控制的阶段。

练习方式： 孕妈妈先将肺内的空气排出，然后深吸一口气，接着快速做 4~6 次类似吹气球一样的短呼气，也可以根据子宫收缩的程度调节速度。平日练习时，孕妈妈可由一次呼吸持续 20 秒开始，直至一次呼吸练习能持续 60 秒。

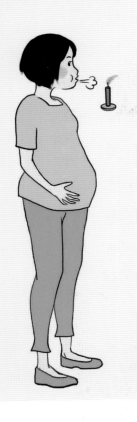

❖ **第四阶段：哈气运动**

应用时机：进入第二产程的最后阶段，孕妈妈想用力将宝宝从阴道送出，但是医生要求不要用力，以免发生阴道撕裂，等待宝宝自己出来。

练习方式：阵痛开始后，孕妈妈先深吸一口气，然后短而有力地呼气，接着像费劲地吹蜡烛一样呼出所有的"气"。平日练习时，孕妈妈可由一次呼吸练习持续 45 秒开始，慢慢加至 90 秒。

❖ **第五阶段：用力推**

应用时机：宫口全开，助产士也要求孕妈妈用力将宝宝娩出。孕妈妈此时要长长吸一口气，然后憋气，马上用力。

练习方式：孕妈妈下巴前缩，略抬头，用力使肺部的空气压向下腹，完全放松骨盆肌肉；需要换气时，保持原有姿势，马上把气呼出，再马上吸满一口气，继续憋气和用力，直到宝宝娩出。当胎头已娩出阴道时，孕妈妈可用短促的呼吸来减缓疼痛。

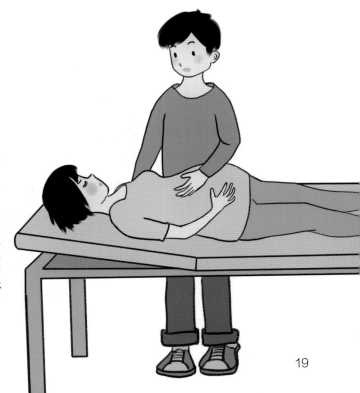

关于分娩痛，过来人有哪些小方法

　　持续、强烈的宫缩痛会使孕妈妈变得紧张、烦躁，无法放松肌肉，进而加重了疼痛的程度。虽然疼痛无法避免，但孕妈妈可以通过科学的方法来转移对疼痛的关注，从而缓解部分疼痛。除了上面提到的拉梅兹分娩呼吸法，以下方法也可帮助孕妈妈缓解疼痛。

第1招

来回踱步

　　当阵痛不是很强烈时，孕妈妈可以下床四处走走，调节一下情绪，这比一直在床上躺着更有利于身心健康。此外，多活动，既能帮助孕妈妈缓解疼痛，也有利于顺利分娩。

第2招

避免久躺

　　大多数孕妈妈以为躺着是有利于分娩的最佳方式，其实不然。直立更有利于分娩。孕妈妈可选择任何让自己舒服的姿势：可站起来，倚着床，或趴在准爸爸身上。

第3招

想象放松法

　　想象眼前是一片开满鲜花的原野，想象宝宝出生时的模样等，都可以让孕妈妈进入一种比较放松的状态，从而减轻对分娩痛的恐惧。

第4招

抓握合适的物品

　　孕妈妈在经历阵痛时需要抓握一个东西，如手、枕头、被子等，帮助其转移疼痛、维持自我控制。

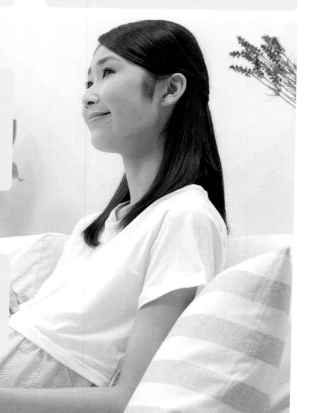

第5招

让环境安静下来

当孕妈妈经历阵痛时，身边不必要、不舒服的刺激，如嘈杂的声音等，会让其变得烦躁。所以让孕妈妈在一个安静、舒适的环境中待产，有利于其放松心情，从而全身心地面对不断袭来的阵痛。

第6招

跨坐在椅子上

孕妈妈跨坐在椅子上，面朝椅背，身体略微前倾，有利于扩张阴道，减轻腰部的负担。需要特别注意的是，孕妈妈不要跨坐在有轮子的椅子上，也不要过度前倾，避免摔倒。

第7招

随着子宫收缩用力

宝宝一边做回旋运动，一边沿产道下降时，阵痛间隔会缩短为2~3分钟且每次会持续40~60秒。孕妈妈可以听从医生的建议，做些腹部用力的动作，既可以缩短分娩时间，又可以减轻疼痛。

第8招

合理的按摩

合理的按摩可以放松肌肉，从而减轻分娩痛。如果准爸爸陪产，孕妈妈可以让他按摩自己觉得不舒服的部位。一般来说，肩部、颈部及背部按摩会让孕妈妈感觉舒服，缓解宫缩带来的疼痛。

第9招

选择合适的人陪产

如果医院同意让准爸爸陪产，那么准爸爸将是孕妈妈最大的精神支柱。有些医院会提供分娩的"导乐"服务（"导乐"是指当孕妈妈分娩时，陪在其身边，并在生理上、心理上给予指导、鼓励的专业人士），达到减轻产痛、顺利分娩的目的。此外，分娩"导乐"还能降低剖宫产的概率，缩短分娩的时间。

分娩的信号有哪些

❖ 信号一：见红

临近生产时，孕妈妈多会在上厕所时发现内裤上有血迹。见红并不代表立即分娩，一般为规律性宫缩出现的前奏。孕妈妈须做好生产准备，因为通常见红后，再过24~48小时就要生产了。

❖ 信号二：阵痛

当子宫收缩的频率越来越高、强度越来越大、持续时间越来越长，且伴随的阵痛不会因为孕妈妈躺下休息而减轻时，就说明孕妈妈要生产了。初产妇和经产妇出现这种有规律的阵痛后应及时去医院待产。

	初产妇	经产妇
宫缩间隔时间	5分钟	10分钟
持续时间	1分钟	1分钟
备注：不管是初产妇还是经产妇，若上述情况持续1小时，都应及时到医院待产。		

❖ 信号三：破水

破水是指胎膜破裂，羊水流出。羊水可能是慢慢地流出来，也可能是一泻而出。一旦发生这种情况，孕妈妈就应立即平躺，防止羊水大量流出，也要在第一时间通知医生并及时去医院待产，以免发生胎儿窘迫、感染等危险。

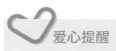

爱心提醒

孕妈妈要选择浅色、不会刺激皮肤的棉质内裤，有利于及时发现分泌物的异常。

❖ 信号四：出现强烈的便意

子宫收缩会使胎头下降，压迫到直肠，从而使孕妈妈产生强烈的便意。若已出现以上3种情况，再出现强烈便意时，孕妈妈应及时就医，切勿用力上厕所。

分娩时为什么不能大声喊叫

产妇在分娩时尽量不要大声喊叫，因为这样会消耗大量的体力，不利于子宫的扩张和胎儿的下降。产妇在宫缩间歇应抓紧休息，保存足够的体力。

产妇感觉阵痛难以忍受时，可以通过按摩、深呼吸、转移注意力等方式缓解疼痛，也可以告诉自己这样的疼痛是为了尽快见到宝宝而忍受的，以此来提升对疼痛的耐受力。

怎样在宫缩间歇放松身体、积蓄力量

分娩需要消耗产妇大量的体力，因此，产妇在产前要保证充分的休息、补充足够的能量，在宫缩间歇也要及时补充能量，保证有足够的体力应对分娩。

初产妇第一产程一般会持续 8 ~ 16 小时，所以初产妇在宫缩间歇可吃点儿东西，如巧克力、粥等，及时为身体补充足够的能量。

产妇进入第二产程后，医护人员会指导产妇用力，一般不提倡此时进食，但产妇如果真的没有力气了，可以在宫缩间歇少量进食，以恢复体力。

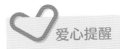 爱心提醒

宫缩间歇该如何补充能量

进入第一产程后，产妇可以补充一些蛋白质、维生素和膳食纤维含量丰富的食物。这些食物可以提供较多的能量，有效补充体力，从而让产妇有足够的体力顺利度过第一产程。进入第二产程后，产妇可以选择巧克力和功能性饮料来快速补充能量。

孕妈妈也可以准备一些分娩能量棒。分娩能量棒为果冻状，入口顺滑，便于产妇服用。分娩能量棒中富含单糖、双糖、多糖、中链甘油三酯，极易被人体吸收，可迅速为产妇提供能量。

合适的待产和分娩姿势能缩短产程

❖ **待产姿势**

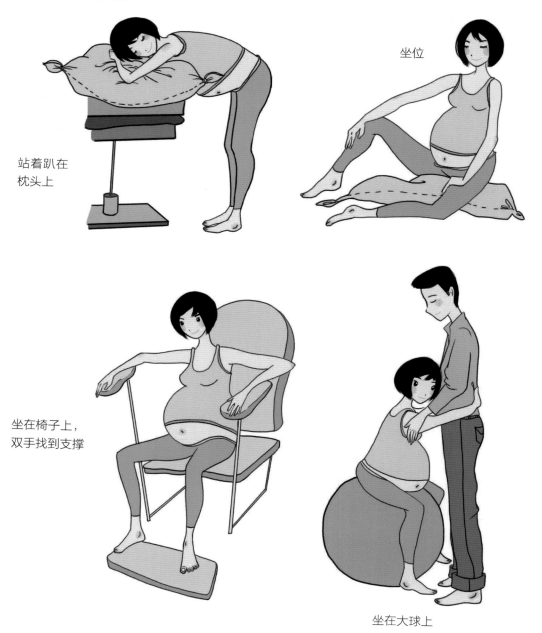

坐位

站着趴在
枕头上

坐在椅子上，
双手找到支撑

坐在大球上

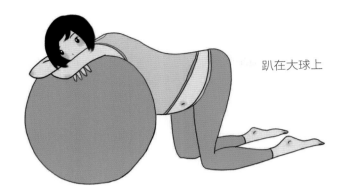

趴在大球上

❖ 分娩姿势

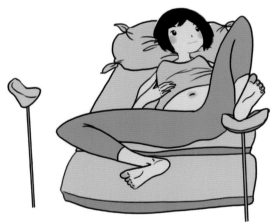

一条腿放在躺椅上，
另一条腿支撑起来

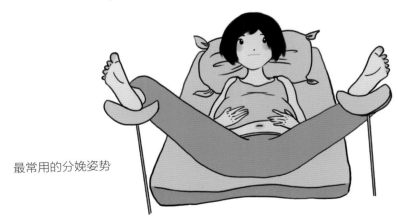

最常用的分娩姿势

看图了解分娩过程

自然分娩分为三个阶段，即医学上的"三大产程"。

❖ 第一产程：宫颈扩张期

宫颈扩张期指从出现规律宫缩到宫口全开（约 10 厘米）的时间段，可分为潜伏期与活跃期。从出现规律宫缩至宫口开约 3 厘米的时间段为潜伏期，此时子宫会产生渐进式收缩，并造成规则阵痛；宫口从开约 3 厘米至全开的时间段为活跃期。初产妇的宫颈扩张期约为 11～12 小时，经产妇的宫颈扩张期约为 6～8 小时。

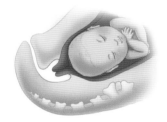

产程开始前的宫口

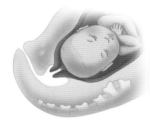

宫口开始打开

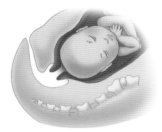

宫口继续打开

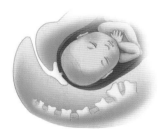

宫颈管开始缩回

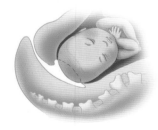

宫口完全打开，宝宝的头开始进入产道

❖ 第二产程：胎儿娩出期

胎儿娩出期是指从宫口全开到宝宝娩出的时间段。这时，胎头会慢慢下降，产妇会感到疼痛的部位逐渐下移。一般来说，初产妇需1~2小时娩出宝宝，经产妇在数分钟即可娩出宝宝，有时也需1小时。

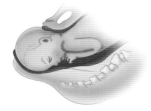

宝宝的头娩出，脖子抵达阴蒂

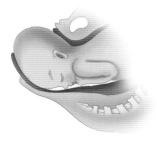

宝宝的头娩出，外阴可见

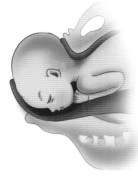

宝宝的头娩出，会阴出现松弛

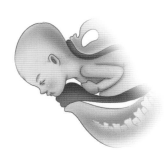

宝宝的头完全娩出

❖ 第三产程：胎盘娩出期

胎盘娩出期是指从宝宝娩出后到胎盘娩出的时间段。宝宝娩出后，医生需将脐带夹断，再等胎盘自行剥落或协助其排出。此过程一般需要5~30分钟。

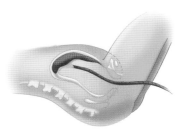

宝宝娩出后，胎盘的位置

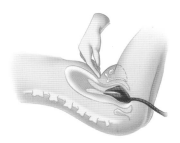

医生按压腹部和子宫，加速胎盘的排出

三大产程该怎样巧用力

到了分娩的这一天，全家人都怀着喜悦的心情迎接新生命的到来。可是新生命到来时，孕妈妈还要经历常人难以想象的痛苦。孕妈妈生宝宝时如何用力，才能顺利地生产并且减轻痛苦呢？

❖ 第一产程：均匀呼吸，无须用力

从出现规律宫缩到宫口全开（约 10 厘米），需要持续数小时甚至更长时间。这期间子宫收缩的频率较低、力量较弱，其主要作用是慢慢地扩张宫口，以便宝宝娩出。

产妇要有意识地进行腹式呼吸：宫缩时，吸气要深而慢，呼气也要慢；宫缩间歇时，最好闭目养神。

❖ 第二产程：用尽全力，屏气使劲

医护人员会指导产妇配合生产，及时给予产妇肯定和鼓励，使她们增强信心；在宫缩间歇时也会尽可能地满足产妇的一切生理需求，如喂水、进食、擦汗、宽衣等，并会从细节上指导产妇配合分娩，如教她们用力、呼吸的技巧等。

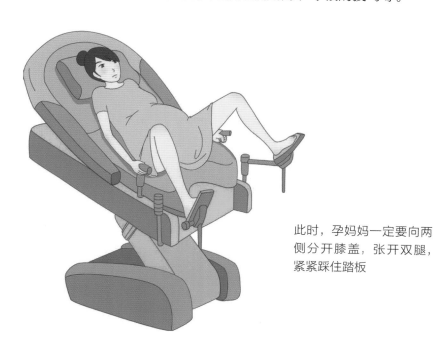

此时，孕妈妈一定要向两侧分开膝盖，张开双腿，紧紧踩住踏板

宫口全开后，产妇需要根据每次宫缩的阵痛有意识地主动施加腹压。宫缩时，产妇要像解大便一样向下方用力，时间越长越好，以增加腹压，这种腹压不仅可以减轻宫缩的痛苦，也有利于宝宝的娩出。宫缩间歇，产妇要充分休息，至下次宫缩时再用力。

❖ 第三产程：用力娩出胎盘

宝宝娩出以后，宫缩还会持续。胎盘在 1~2 次宫缩后开始剥离，产妇此时应在医护人员的指导下用力，娩出胎盘。

产妇可以使用和第二产程一样的方法施加腹压，以加快胎盘的娩出，减少出血。

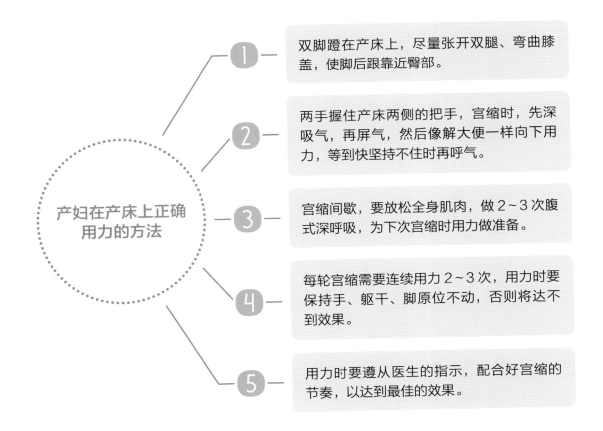

产妇在产床上正确用力的方法

1 双脚蹬在产床上，尽量张开双腿、弯曲膝盖，使脚后跟靠近臀部。

2 两手握住产床两侧的把手，宫缩时，先深吸气，再屏气，然后像解大便一样向下用力，等到快坚持不住时再呼气。

3 宫缩间歇，要放松全身肌肉，做 2~3 次腹式深呼吸，为下次宫缩时用力做准备。

4 每轮宫缩需要连续用力 2~3 次，用力时要保持手、躯干、脚原位不动，否则将达不到效果。

5 用力时要遵从医生的指示，配合好宫缩的节奏，以达到最佳的效果。

剖宫产是保障母婴健康的重要手段

哪些情况下需要施行剖宫产

剖宫产是解决难产、某些孕期并发症的快速有效、相对安全的常用手术，但并非对产妇和胎儿无害。只有在产妇或胎儿不能承受正常的阴道分娩时，医生才考虑施行剖宫产。需施行剖宫产的情况主要包括以下方面。

❖ 自然分娩产程无法继续

初产妇的宫颈扩张时间一般比经产妇长，若产程中发生宫颈扩张迟缓或停滞、胎头下降受阻、阴道分娩困难，就必须施行剖宫产。

❖ 胎儿窘迫

胎儿窘迫是指胎儿由于在子宫内缺氧而危及健康和生命的情况。导致胎儿窘迫的因素有胎盘功能不良，胎儿吸入胎粪，产妇本身患有高血压、糖尿病、先兆子痫等并发症等。大部分胎儿窘迫发生时，产妇可通过胎心监护仪监测到胎心率异常，或在超声波下监测到胎动、呼吸运动等异常，若经医生紧急处理仍未改善，则应该施行剖宫产，以防胎儿发生危险。

❖ 头盆不相称

如果产妇有骨盆结构上的异常，或胎头太大以致无法顺利通过阴道，就应该施行剖宫产。

❖ 胎位不正

足月时出现胎位不正，如臀位或横位，也应施行剖宫产。

❖ 骨盆狭窄或罹患不宜自然分娩的疾病

产妇骨盆狭窄，或患重度先兆子痫、心脏病及其他严重疾病，如子宫肌瘤、卵巢囊肿、子宫有瘢痕等，经医生评估无法进行阴道分娩时，也需要施行剖宫产。

❖ 发生胎盘异常

胎盘位置太低、胎盘前置、胎盘早剥、胎盘形状异常（如带状胎盘、膜状胎盘）、胎盘种植异常等，都需要施行剖宫产。

❖ 早产

发生早产的胎儿由于身体发育尚不成熟，还比较虚弱，可能无法承受自然分娩的压力，需要施行剖宫产。

剖宫产的流程是怎样的

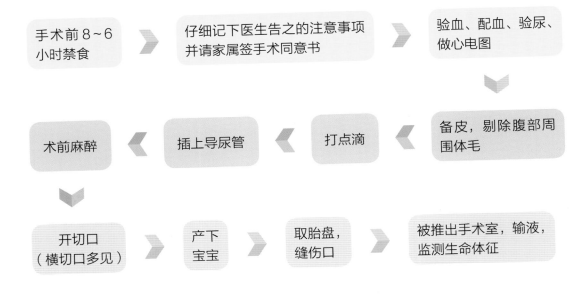

手术前 8~6 小时禁食 → 仔细记下医生告之的注意事项并请家属签手术同意书 → 验血、配血、验尿、做心电图

术前麻醉 ← 插上导尿管 ← 打点滴 ← 备皮，剔除腹部周围体毛

开切口（横切口多见）→ 产下宝宝 → 取胎盘，缝伤口 → 被推出手术室，输液，监测生命体征

剖宫产前需要注意什么

❖ 多休息，保存体力

剖宫产手术虽然不像自然分娩那样需要消耗大量的体力，但术后的恢复会消耗大量的体力，所以孕妈妈产前要多休息，以保存体力。

❖ 做好心理疏导

孕妈妈可以提前了解一下剖宫产的知识，加上现在剖宫产手术较成熟，孕妈妈大可放心。此外，家人要多鼓励孕妈妈，给她吃颗"定心丸"。

❖ 手术当天禁食

剖宫产的前两天尽量清淡饮食，前一天须住院观察，术前8~6小时禁食禁水，以保证肠道清洁，降低术中感染的可能性。孕妈妈如有头晕、出冷汗、虚脱等低血糖反应要及时告诉医务人员。

❖ 不宜进补人参

不少人误认为，剖宫产出血较多，手术前孕妈妈应进补一些人参来增强体质。其实这种做法非常不科学。人参中含有人参皂苷，有强心、兴奋的作用，会使孕妈妈大脑兴奋，影响手术的顺利进行。此外，服用人参容易使伤口渗血的时间延长，不利于伤口的恢复。

❖ 不在外就餐

餐馆里的饭菜虽然让人很有食欲，但是对孕妈妈的健康不利。餐馆常使用高油、高盐、高糖的烹调方法，与孕晚期饮食应清淡的原则相悖，尤其不适合准备剖宫产的孕妈妈。所以这个时候，孕妈妈应该尽量在家吃饭。

少吃易产气的食物

准备剖宫产的孕妈妈应尽量少吃易产气的食物，如黄豆、豆浆、红薯等，因为这些食物会在肠道内发酵，产生大量气体，不利于手术的进行。孕妈妈可以适当吃些馄饨、肉丝面、鱼等，但不宜多吃。

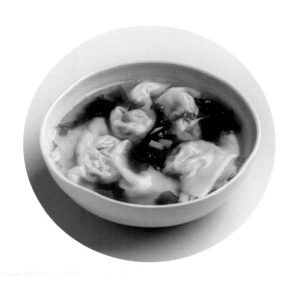

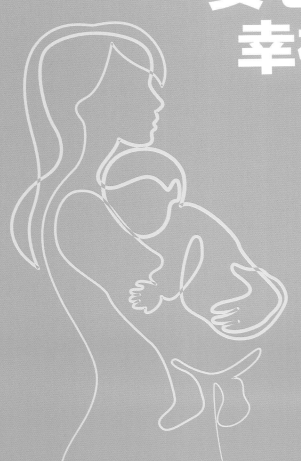

第**2**章

安心坐月子，
幸福一辈子

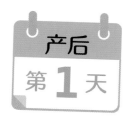

好好休息

新妈妈的这些身体变化是正常的

❖ 乳房

新妈妈回到产房后，宝宝也会被送到新妈妈面前，这时宝宝就开始噘起小嘴准备吸吮乳头了。有些新妈妈会出现没有乳汁的情况，这很正常，不用着急，大部分新妈妈在产后 1~3 天才会有乳汁分泌。

❖ 骨盆

骨盆的主要功能是支撑身体的结构，同时保护子宫和膀胱。在骨盆底部有一个封闭骨盆底的深层肌肉群，被称为骨盆肌肉。不管顺产还是剖宫产，新妈妈在生完宝宝以后骨盆都会变大。从今天起，骨盆肌肉的张力会逐渐恢复，水肿和淤血也会渐渐消失。

❖ 子宫

子宫可以说是母体在妊娠、分娩期间体内变化最大的器官，它会从原来的约 50 克一直增长到妊娠足月时的约 1000克。从今天开始，子宫会慢慢回缩，但要恢复到孕前大小，至少需要 6 周的时间。

❖ 恶露

分娩后，新妈妈会排出类似"月经"的东西，这就是恶露。产后第一周是新妈妈排出恶露最多的一个阶段，恶露开始为鲜红色，几天后会转为淡红色。

❖ 肠胃

孕期受到子宫压迫的肠胃终于可以回到原来的位置了，但功能要想恢复到孕前状态还需要一段时间。今天新妈妈的食欲会比较差，不宜大补。

❖ 体温

新妈妈的体温在产后 24 小时内会略高，但一般不超过 38℃。之后，新妈妈的体温大多会恢复到正常范围。

❖ 脉搏

由于子宫胎盘循环的停止和卧床休息，新妈妈的脉搏和呼吸略为缓慢，脉搏多为每分钟 60~70 次，呼吸多为每分钟 14~16 次。

马大夫告诉你顺产妈妈应注意什么

❖ 宜取半坐卧或侧卧姿势休息

经历了痛并快乐的分娩，看到了可爱的宝宝，完成了人生中的一件大事，大多数新妈妈会感到非常幸福和满足。与此同时，强烈的疲惫感袭来，新妈妈想好好睡一觉是正常的。此时的新妈妈应该取半卧位或侧卧位闭目养神，使气血下行，促进恶露排出。这种姿势也可以消除产后疲劳、安神、缓解紧张情绪等。

❖ 关注出血量

产后第 1 天，新妈妈需要特别注意产后出血的问题。由于刚经历了分娩，新妈妈非常虚弱疲乏，这时新妈妈及家人就要密切关注新妈妈的出血量，以防万一。因为产后出血是导致新妈妈死亡的第一原因。

新妈妈产后 2 小时内最容易发生出血。顺产妈妈产后 2 小时内出血 400 毫升、24 小时内出血 500 毫升；剖宫产妈妈产后 24 小时内出血 1000 毫升，就可被诊断为产后出血。

临床中有几个比较常见的情况可能会导致新妈妈出现产后出血，如子宫收缩乏力、阴道裂伤、胎盘残留等。正常情况下，胎盘应该在分娩后的 30 分钟内娩出。曾有多次人工流产经历或多胎妊娠的新妈妈的胎盘易粘连在子宫壁上，不娩出。凝血机制出现障碍，合并有血液系统疾病的新妈妈的血液流量较难控制。产后出血过多可导致休克、弥散性血管内凝血，甚至死亡。所以若新妈妈产后出血较多，家人应该及时通知医生进行专业处理。

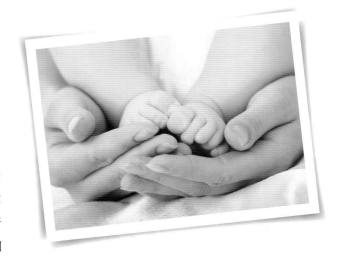

❖ 定时测量体温

产后发热是大事，所以新妈妈一定要定时测量体温，如果发现体温超过38℃就要当心了。新妈妈产后24小时内如果出现发热，就必须查清原因，及时处理。有些新妈妈出现乳胀时也可能会出现发热，但随着乳汁的流出，体温会慢慢降下来。

此外，产后高热不退也可能是产褥热引起的。引起产褥热的原因主要有乳房感染、阴道感染、泌尿系统感染等。产褥热需要及时治疗，否则会转为慢性盆腔炎，还有可能引发腹膜炎、败血症等。

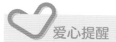
爱心提醒

产后第一次排尿会有疼痛感，这是正常现象，新妈妈不要担心。但如果新妈妈实在排不出，或者有排不净感、淋漓不净，就需要请医生帮忙了。

所以，新妈妈要定时测量体温，多喝水，一旦出现发热不退的情况就要及时告诉医生，以免错过最佳治疗时机。

❖ 产后6～8小时必须排尿

顺产的新妈妈第一次排尿非常重要。膀胱因为受到分娩过程的挤压，敏感度降低，容易导致排尿困难，而胀满的膀胱会影响子宫的收缩，所以新妈妈产后6～8小时必须进行第一次排尿，以有效防止产后尿潴留。

如果出现排尿困难，新妈妈可以采取下面的方法进行缓解。

1. 打开水龙头，诱导尿感。
2. 按摩小腹下方。
3. 用温水袋敷小腹。

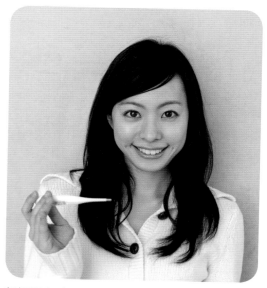
新妈妈定时量体温，能尽早发现产后并发症

❖ 产后6~8小时起身坐一坐

大多数新妈妈产后第一天基本是躺在床上休息，实际上这样对产后恢复是非常不利的。正常情况下，顺产的新妈妈在产后6~8小时可以起身坐一坐，从而促进恶露和尿液排出。

❖ 第一次下床活动时必须有人搀扶

顺产的新妈妈可根据自身体力恢复情况的好坏决定是否下床活动。一般来说，产后6~8小时就可以下床活动了。需要注意的是，新妈妈第一次下床活动时必须有人搀扶，以免因体虚而摔倒，且下床活动的动作要慢、要轻，避免动作太剧烈或站立太久。

❖ 初乳不能丢弃

一般来说，医生将宝宝的脐带处理好后，新妈妈就可以尝试给宝宝喂初乳了。初乳是指分娩后7天内分泌的乳汁，含有大量的营养和免疫活性物质，可以增强宝宝的抵抗力，减少疾病的发生。

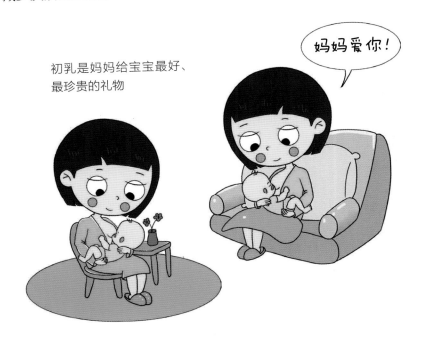

初乳是妈妈给宝宝最好、最珍贵的礼物

妈妈爱你！

❖ 产后 30 分钟让宝宝吃母乳

产后 30 分钟内就可以让宝宝吮吸乳头，这既可以促进乳汁分泌，也有利于子宫收缩。但哺乳的时间、频率与宝宝的需求、新妈妈的涨奶情况有关，一般来说，此阶段应按需哺乳。

如果新妈妈涨奶严重，宝宝又吸不出来，就需要借助吸奶器吸空乳房，以防出现乳房不适或乳腺炎。此外，用温热的毛巾敷乳房，也有促进乳汁分泌、预防乳腺炎的作用。

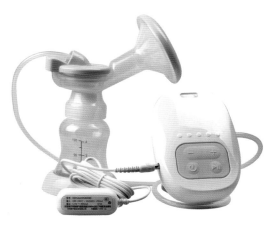

新妈妈用吸奶器吸空乳房后，要及时给吸奶器消毒，这样可以保证宝宝的"粮仓"干净，避免感染细菌

❖ 及时判断乳腺管是否通畅

实际上，每个新妈妈的乳腺管情况都是不一样的。生完宝宝后，用手捏乳头，有乳汁流出来，就说明乳腺管是通畅的。

❖ 乳房小，乳汁不一定少

很多乳房小的新妈妈也能成功哺乳，这说明，乳汁是否充足与乳房大小没有直接关系。乳汁少主要是乳房中产奶的腺体组织少导致的。但是，乳汁是宝宝吃得越多，妈妈分泌得越多。所以，乳房小的新妈妈不必担心宝宝会吃不饱。

❖ 高龄新妈妈的母乳也够宝宝吃

年龄不是影响母乳分泌的重要因素。除了一些特殊情况，如新妈妈身体较虚弱、患病等，大多数新妈妈的母乳是够宝宝食用的，其中也包括高龄妈妈。

经历分娩后，新妈妈的乳汁分泌量会因虚弱、疲劳、失血过多、少食等而减少。所以，高龄新妈妈要多休息、保持愉悦的心情、补充足够的营养，实现母乳喂养完全不是问题。

❖ 应对产后多汗

产后第 1 天，新妈妈身体虚弱，容易出虚汗，可以用温水擦浴，保持身体干净清爽，心情自然也会好很多。擦浴后，新妈妈要穿上清洁、舒服、薄厚合适的衣服。

❖ 缓解腹部疼痛

顺产的新妈妈要常常忍受由宫缩而引起的下腹部阵发性疼痛，非常难受，好在这种症状一般会在产后的2~3天自然消失。对此，家人可以将一个热水袋敷在新妈妈的下腹部，帮助缓解新妈妈的疼痛。家人也可以帮助新妈妈在下腹部做环形按摩，促进恶露排出。

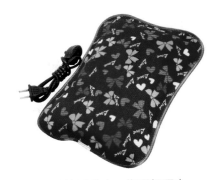

热水袋体积虽小，作用却不小，是新妈妈缓解腹部疼痛的佳品

❖ 会阴侧切后应每天清洗会阴

会阴侧切虽然是一个小手术，但需要切开皮肤、皮下脂肪、黏膜肌层，易引发感染，所以，医院每天会安排护士帮进行会阴侧切的新妈妈清洗会阴，如有必要，还会增加清洗次数。此外，新妈妈每次便后都要用消毒棉擦拭、冲洗会阴。

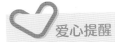
爱心提醒

自我检测宫缩状况：新妈妈可以用手触摸腹部，如果感觉腹部有个硬球，就说明宫缩状况良好；如果感觉腹部松软，就可能出现产后出血。因此，当护士定时来按压宫底，了解宫缩情况时，新妈妈要积极配合。

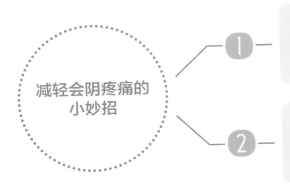

减轻会阴疼痛的小妙招

1 改变卧床的姿势，如果伤口在左侧，应当向右侧躺；如果伤口在右侧，应当向左侧躺。

2 每天使用热光源照射伤口，可以促进局部血液循环、加速伤口愈合。

新爸爸应主动关心、照顾新妈妈

不管新妈妈生的是男孩还是女孩，当精疲力竭的新妈妈被护士从产房推出来时，新爸爸都应主动关心、照顾新妈妈，这是对新妈妈最大的关心和爱，也有利于增进夫妻之间的感情。

不想乳房胀得像石头一样硬，就早点开奶

一些新妈妈会遇到乳房胀痛的情况，这大多是开奶太晚导致的。开奶太晚，乳汁会积聚在乳房里，宝宝再吸不出来，就会导致乳汁瘀积，乳房自然就胀得像石头一样硬了。这时就需要按揉乳房，将乳腺管通开。按揉乳房的顺序应是乳头—乳晕—乳根。

新爸爸要学会安慰和鼓励新妈妈

刚刚经历分娩的新妈妈的身体较虚弱，体内激素分泌异常会让她们变得暴躁、易怒、多愁善感，这时就需要新爸爸的安慰和鼓励。

❖ 尽可能多地陪在新妈妈身边。
❖ 避免对新妈妈说消极的话，更不要责备、埋怨新妈妈。
❖ 不要着急离开，应多在医院陪护新妈妈。
❖ 做新妈妈的支持者，万事都想在新妈妈的前面。

此外，新爸爸还要让身边的人这么做，尤其要处理好父母和新妈妈之间的关系。

小案例

新妈妈晓霞的月子是由婆婆照顾的，因为丈夫工作忙，很少有时间陪在她身边。晓霞平时对婆婆就有诸多的不满，又无处诉说，而婆婆觉得自己照顾月子功不可没。结果，一个月下来，晓霞和婆婆的矛盾越积越多，以致不可收拾。晓霞出了月子就直接回了娘家，即使事后晓霞的丈夫极力撮合，也没能使二人的关系回到原来的状态。

李大夫告诉你顺产妈妈应怎么吃

❖ 第一餐食用小米红糖粥

新妈妈生完宝宝后需要补充大量的水分来促进排尿，而一碗温热的小米红糖粥所含的能量较高，有促进恶露排出、缓解腹部疼痛的功效，还有利于子宫复位。小米红糖粥既含有大量的水分，也含有丰富的维生素 B_1 和维生素 B_2，有利于新妈妈养血补血、恢复元气、增进食欲，是一种很好的食物。所以顺产后第一餐食用小米红糖粥非常有利于新妈妈产后恢复。

小米营养丰富，适合新妈妈食用，再搭配一些杂粮，如玉米、薏米等，营养价值会更高

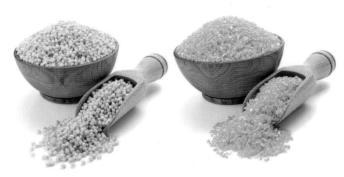

❖ 及时补铁

分娩会使新妈妈体内失血较多，气血亏损，体质虚弱，甚至会出现贫血或轻度贫血等情况。因此，新妈妈产后需要补充各种营养素，尤其要注意补充铁元素。花生、红枣等食物能活血补血、促进恶露的排出，所以花生红枣小米粥是产后饮食的较佳选择。严重贫血的新妈妈还要补充铁剂。

❖ 顺利下奶前不能喝下奶汤

只要让宝宝尽早吸吮乳头，就会让乳腺管畅通，而乳腺管畅通了也就下奶了。有些新妈妈经过宝宝吸吮就会下奶，而有些新妈妈会出现乳房肿胀、发热等情况，需要通乳。

如果新妈妈在没有下奶、乳腺管还没有彻底通畅前就喝下奶汤，会导致乳汁分泌增多、乳腺管堵塞，出现乳房胀痛，严重的甚至会导致乳腺炎。所以顺利下奶之前，新妈妈千万不要喝下奶汤。

餐次	食谱
早餐（7:00—8:00）	红糖小米粥、水煮荷包蛋
加餐（10:00 前后）	藕粉粥
午餐（12:00—12:30）	挂面卧鸡蛋、肉末蒸茄子
加餐（15:30 前后）	萝卜水
晚餐（18:00—19:30）	三角面片、白菜肉包
加餐（21:30 前后）	花生红枣小米粥

顺产妈妈
一日食谱

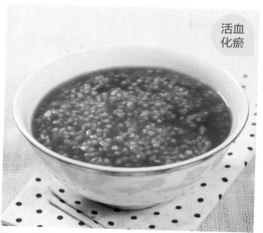

活血
化瘀

红糖小米粥

材料 小米 50 克。
调料 红糖适量。
做法

1 将小米淘洗干净。
2 锅置火上，加入适量清水煮沸，倒入小米，大火煮沸后，转小火熬煮至米粒熟烂，加入红糖拌匀即可。

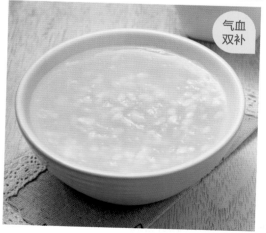

气血
双补

藕粉粥

材料 藕粉、大米各 25 克。
调料 白糖 5 克。
做法

1 大米洗净，放入锅中煮熟。
2 加入藕粉和白糖调匀即可。

挂面卧鸡蛋

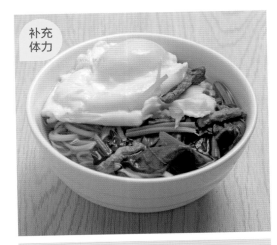

补充
体力

材料 挂面 80 克，猪瘦肉 50 克，鸡蛋
1 个，菠菜段 15 克。

调料 姜丝、酱油、香油、盐各少许。

做法

1 将猪瘦肉洗净、切丝，用酱油、盐、姜
丝和香油拌匀腌渍 5 分钟。

2 锅内倒水烧开，下入挂面，待水将开时，
将整个鸡蛋卧入汤中转小火烧开。

3 待鸡蛋熟、挂面断生时，加入猪瘦肉丝
和菠菜段略煮即可。

三角面片

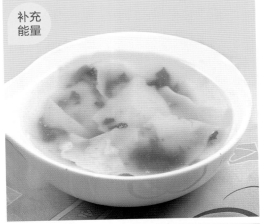

补充
能量

材料 小馄饨皮 50 克，青菜 15 克。

调料 高汤适量。

做法

1 青菜洗净，切碎；小馄饨皮用刀拦腰切
成两个三角面片。

2 锅中放高汤煮开，放入三角面片，煮开
后，放入青菜碎，煮至沸腾即可。

花生红枣小米粥

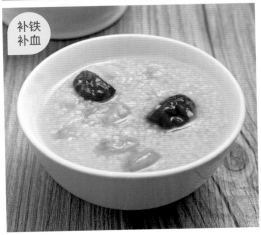

补铁
补血

材料 小米 30 克，花生仁 20 克，红枣
15 克。

调料 白糖适量。

做法

1 红枣和花生仁洗净，浸泡 30 分钟；小
米淘洗干净。

2 锅内倒水，加入红枣和花生仁，大火煮
开转小火煮 5 分钟。

3 加入小米，煮至小米开花，加入白糖调
匀即可。

马大夫告诉你剖宫产妈妈应注意什么

❖ 产后 6 小时内去枕平躺

剖宫产妈妈在产后 6 小时内要平躺，头侧向一边，以防麻醉之后出现恶心呕吐，将呕吐物误吸到气管里面，以及头痛、颈痛等颅内低压症状。

❖ 产后 6 小时后枕枕头休息

剖宫产妈妈在产后 6 小时后就可以枕枕头了，但不宜平卧，因为平卧会加重伤口疼痛和提高对子宫收缩痛的敏感度，最好采用身体与床保持 20°~30°的姿势休息（可将毛毯或被子垫在后背）。这样能缓解身体移动时对伤口的牵拉痛，还会促进恶露排出，避免恶露瘀积在子宫内引起感染，进而影响子宫复位。

❖ 阴道出血量超过正常月经量时，应及时通知医生

由于剖宫产时，新妈妈子宫出血较多，所以家人和新妈妈要时刻关注新妈妈的阴道出血量，当其超过正常月经量时应及时通知医生。

❖ 产后多翻身

新妈妈在剖宫产手术中被注射了麻醉剂，而麻醉剂可抑制肠蠕动，引起不同程度的肠胀气，导致腹胀。因此，家人应该帮助新妈妈多做翻身动作，促进肠蠕动功能恢复，加速肠道内的气体排出。

此外，新妈妈也可以在医生的指导下服用一些促进肠功能恢复的药物，以缓解腹胀。

❖ 放松全身肌肉

术后，新妈妈身上的麻醉剂还没有完全失效，家人要及时给新妈妈按摩四肢，避免新妈妈肌肉僵硬，为新妈妈尽早排便和下床行走做准备。

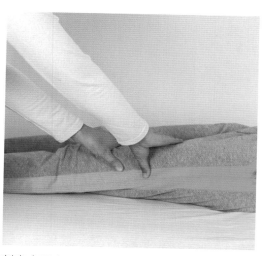

剖宫产手术后，家人要及时帮助新妈妈按摩四肢，但要注意力度，不要太重，否则不利于放松肌肉

❖ 伤口上放置沙袋

术后，医生会在新妈妈的伤口上放置一个沙袋，且持续压迫6小时，主要有以下3个目的。

1.减少和防止伤口及深层组织渗血，起到止血的作用。

2.通过对腹部的压迫，刺激子宫收缩，减少子宫出血，加速子宫恢复。

3.预防术后腹腔压力骤降，导致腹腔静脉和内脏中血液过量，进而回流到心脏，增加心脏压力。

❖ 积极预防缝线断裂

术后，新妈妈咳嗽、恶心等反应都有可能引起缝线断裂。一旦新妈妈出现咳嗽、恶心等反应，家人就要用手按压新妈妈伤口两侧，避免伤口撑开。

金牌月嫂提醒你

重视剖宫产妈妈的心理恢复

剖宫产除了给新妈妈造成身上的伤口，还可能给原计划顺产的新妈妈带来心灵上的创伤。有些新妈妈认为没有亲身经历自然分娩的过程，是人生的一大遗憾，且很难进入母亲的角色。这就需要家人尤其是新爸爸多多安慰、引导新妈妈。

小案例

白月，28岁，自从受孕后就坚定要自然分娩，但分娩时出现了胎儿宫内窘迫，医生果断转为剖宫产。虽母子平安，但产后她的心情不是很好，也不与宝宝亲近。丈夫一直陪伴在她和宝宝的身边，耐心开导她，照顾宝宝，很快白月开始好转，也愿意亲近宝宝。

李大夫告诉你剖宫产妈妈应怎么吃

❖ 产后 6 小时内禁食

手术容易使肠道受到刺激而导致肠道功能受到抑制，肠蠕动的速度减慢，肠腔内有积气，因此术后会有腹胀感。为了减轻肠胀气，新妈妈暂时不要进食。新妈妈即使感觉口干，也不能喝水，可用棉签蘸些温开水擦拭干裂的嘴唇。

❖ 产后 6 小时后进食

产后 6 小时后，肠胃功能有所恢复，新妈妈可以喝一点儿白开水，以补充身体流失的水分，但切勿食用牛奶、豆浆、蔗糖等容易胀气的食物。

❖ 补充能促进伤口愈合的营养素

新妈妈要多吃一些能促进伤口愈合的食物。蛋白质能很好地促进伤口愈合，从而降低伤口感染的概率。富含蛋白质的食物有各种瘦肉、蛋类。维生素 A 能够逆转皮质类固醇对伤口愈合的抑制作用，促进伤口愈合。富含维生素 A 的食物有鱼油、胡萝卜、番茄等。维生素 C 有助于促进胶原蛋白的合成，促进伤口愈合。富含维生素 C 的食物有南瓜、苹果、猕猴桃等。

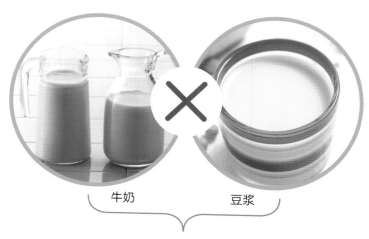

牛奶　　　　　　　　豆浆

牛奶、豆浆等易引起肠胀气，让新妈妈出现明显不适，也不利于伤口愈合

❖ 尽量少吃易产气的食物

剖宫产的新妈妈由于刚做完手术，加上产后腹压突然减轻，腹部肌肉松弛，肠道蠕动减慢，容易出现腹胀、便秘的情况，所以不宜食用易产气的食物，如牛奶、黄豆、洋葱等。

❖ 产后不能吃太饱

剖宫产导致肠蠕动变慢，若新妈妈吃得太饱，就会加重肠道的代谢负担，延长肠道内食物的滞留时间，这既可能造成产后便秘，也容易造成腹胀。腹压一旦升高，就不利于剖宫产妈妈伤口的愈合。

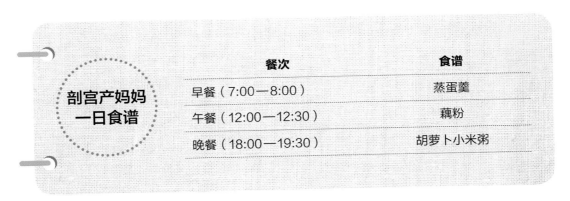

剖宫产妈妈 一日食谱	餐次	食谱
	早餐（7:00—8:00）	蒸蛋羹
	午餐（12:00—12:30）	藕粉
	晚餐（18:00—19:30）	胡萝卜小米粥

蒸蛋羹

材料 鸡蛋2个。
调料 盐、香油各1克。
做法
1 鸡蛋打入碗中，加盐、适量清水搅拌均匀。
2 将鸡蛋液放入蒸锅大火蒸约10分钟，淋上香油出锅即可。

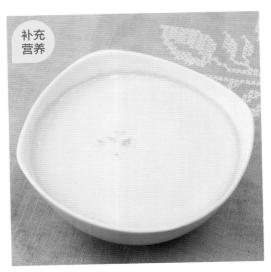

补充
营养

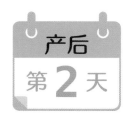

谨慎应对产后疼痛

新妈妈的这些身体变化是正常的

❖ 乳房

有的新妈妈在产后第 2 天才分泌出少量色黄混浊的初乳。不管有没有乳汁，新妈妈都要让宝宝多吸吮乳头。初乳非常珍贵，能满足宝宝的营养需求，而且有助于宝宝肠道健康。

❖ 恶露

新妈妈排出的恶露可能会有所增加，不用过分担心，这是正常现象。医生会检查新妈妈的身体状况，如果有任何不适，新妈妈应及时告诉医生。

❖ 子宫

新妈妈的子宫比前一天缩了一点儿，但要恢复到孕前状态还需要一段时间。

❖ 骨盆

随着骨盆肌肉张力的恢复，新妈妈的尿道括约肌功能恢复较快。

❖ 肠胃

新妈妈的肠胃功能还没有完全恢复，胃口也不太好，可以吃些红糖水、糯米阿胶粥等补气补血的食物，坚持少食多餐，减轻肠胃的负担。

❖ 产后便秘

新妈妈容易因生产前后进食少、喝水少而出现产后便秘的情况。这既会影响新妈妈的情绪，也易因用力排便而造成脏器脱垂或伤口撕裂等。因此，预防产后便秘非常重要。新妈妈应多下床走动，也可吃些利于排便的食物。

❖ 产后口渴

经历了分娩的新妈妈会因体液大量消耗或者阴虚火旺等出现产后口渴现象，可以喝些炒米水、红枣茶等。如果产后口渴现象严重，新妈妈需要及时告知医生。

马大夫告诉你新妈妈应注意什么

❖ 不能一直躺着

产后第2天，新爸爸要帮助新妈妈坐起来，这样有利于新妈妈排气、排恶露。具体做法：新爸爸坐在床头，与新妈妈背靠背，并承受她的体重。新妈妈也可以把身体侧过来，由新爸爸扶着坐起来。若产床床头可摇起来，新爸爸就把床头摇起来，让新妈妈呈半坐卧位休息。

❖ 拔掉导尿管这事归医生管

剖宫产手术前，医生会给孕妈妈插上导尿管，一般在术后24～48小时待膀胱肌肉恢复收缩功能后再拔掉。需注意的是，拔掉导尿管后，新妈妈要多喝水。新妈妈有尿意时应尽量自行解决，以免出现尿路感染。新妈妈排气后要多喝水，有利于大便排出。

❖ 产后穿大号内裤

剖宫产手术后，新妈妈可以选择大一号的舒适的内裤，这样既可以防止伤口被触碰，又可以让身体得到些许放松。内裤要每天更换，且要在太阳下暴晒，这样可以有效防止伤口感染。

❖ 会阴侧切后不能憋尿

经历会阴侧切的新妈妈排尿时会感到疼痛，因此比较抗拒上厕所。但是憋尿不利于身体恢复，还容易引发感染，所以新妈妈要克服困难，有尿意要立刻排尿。

另外，会阴切口由于位于尿道和肛门之间，极易受到尿液和粪便的污染，加上新妈妈产后恶露较多、身体虚弱，更易引发感染。所以新妈妈要注意养护身体，在大小便后冲洗会阴，以保持切口的清洁。

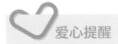

爱心提醒

顺产妈妈能下床后要多喝水，因为在分娩过程中，宝宝胎头下降会压迫膀胱、尿道，导致膀胱麻痹及产后腹部肌肉松弛，进而排不出尿。而膀胱过度充盈会影响子宫收缩，导致产后出血。此外，新妈妈在分娩过程中失血过多，加上进食过少不能补充丢失的体液，更应该多喝水。

❖ 在床上活动下四肢

新妈妈的身体有所恢复后，可在床上慢慢地活动一下四肢，有利于加速下肢血液循环。具体做法：新妈妈可以试着轮流把四肢抬起来，再轻轻放下，以重复2~3次为宜。

❖ 缓解伤口疼痛

很多经历剖宫产的新妈妈仍会感到伤口十分疼痛，新爸爸和家人可以通过以下方法帮助新妈妈缓解这种伤口疼痛。

1.当新妈妈翻身或者咳嗽时，可以用双手按住伤口，这样有利于减少新妈妈身体的震动，从而减轻伤口的疼痛。

2.当新妈妈侧位躺着时，可以在其腰下放一个枕头或者在腹部放一条毛毯，支撑一下伤口。

3.给新妈妈播放一段轻柔的音乐，或者按摩一下新妈妈腰腹部等，也可以减轻伤口的疼痛。

以上都是不错的"止痛剂"，相信细心的新爸爸和家人都会做，帮助新妈妈顺利度过这个难熬的疼痛期。

❖ 关注恶露变化

家人和新妈妈要密切关注新妈妈的恶露情况。正常的恶露应该呈鲜红色、量较多，有血腥味。恶露颜色灰暗且不新鲜，并伴有子宫压痛，则说明可能存在子宫合并感染，家人和新妈妈应该及时请医生检查，以防发生感染。

❖ 及时更换卫生巾

产后第2天，新妈妈排出的恶露量很大，应该及时更换卫生巾，以免会阴发生感染，也方便医护人员及时对恶露进行观察。产妇专用卫生巾通常分为XL、L、M三种型号，新妈妈在产后第2天适合用L型号的卫生巾。需要注意，产妇专用卫生巾的型号和产妇体形无关，只是分别对应恶露的不同时期。

产妇专用卫生巾型号	适用时间
XL	产后24小时
L	产后2~3天
M	产后4~8天

❖ 好好休息以去除疲惫感

经过两天的恢复，新妈妈可以逐渐执行很多新的任务，如喂奶、换尿布、哄宝宝睡觉等。执行这些任务会让新妈妈时常感到疲惫，所以为了自己和宝宝的健康，新妈妈要根据宝宝的生活规律调整休息时间。当宝宝睡觉时，新妈妈只要感到疲惫就可以躺下休息。千万不要小看这短短的休息时间，它会让新妈妈保持充沛的精力。

❖ 宝宝睡觉时不用按需喂奶

宝宝睡不醒，说明宝宝不饿。宝宝饿了，自然会醒来，所以，新妈妈不用为了定时喂奶而将熟睡的宝宝喊醒，否则会影响宝宝的睡眠质量，不利于其身体健康。

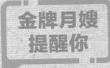

金牌月嫂
提醒你

新妈妈要避免与外界接触

新妈妈刚生完宝宝，一些亲朋好友就会来探视。实际上，这样对新妈妈和宝宝都不好。首先，那么多人来到病房，肯定会影响新妈妈的休息，让新妈妈感到身心疲惫，而且新妈妈身体虚弱，很容易感染细菌、病毒。其次，刚出生的宝宝非常娇嫩，对外界还不是很适应。所以，为了新妈妈和宝宝的健康，家人应该委婉拒绝亲朋好友的探视，可以让他们一个月后再来探视。

新妈妈哺乳时应多和宝宝交流

新妈妈在哺乳时可以多抚摸宝宝，既能给宝宝带来精神上的愉悦，也能刺激宝宝的神经系统发育，增强免疫力。新妈妈多注视宝宝，能增进母子之间的感情。此外，新妈妈要多与宝宝说话，给宝宝带来足够的安全感。

李大夫告诉你新妈妈应怎么吃

❖ 肠胃功能还未完全恢复，进食仍以清淡为主

产后第 2 天，新妈妈的肠胃功能尚未完全恢复，仍要吃清淡、易消化的流质食物。除了喝粥，新妈妈还可以吃点鸡蛋汤或煮得软烂的面条等。

❖ 吃些温补的食物

产后第 2 天，新妈妈的恶露排出量可能会使新妈妈的心理负担加大，从而影响食欲。这时新妈妈要注意保暖，多吃温补、性甘、能增强身体造血功能的食物，如红枣、莲子、阿胶、核桃、枸杞等。

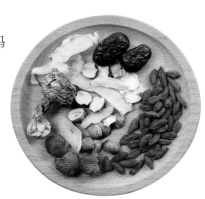

食补要适量，以免给肠胃增加过多的负担。只有营养均衡、搭配合理，才能到达食补的最终目的。

❖ 剖宫产妈妈宜吃流质或半流质食物

剖宫产妈妈的疼痛还在继续，乳房也会隐隐发胀，而喂奶会加速子宫的收缩，从而带来阵阵疼痛。新妈妈会因此感到腰部酸胀难受，坐一会儿就累了。

排气后的剖宫产妈妈可以吃流质或半流质食物了，如米粥、蛋羹、蛋花汤。但剖宫产妈妈不要吃不易消化或容易引起胀气的食物，如牛奶、甜豆浆、浓糖水等；不要长时间抱宝宝，喂奶的时间也不要太长，避免久坐。

❖ 可以喝些生化汤

生化汤由当归、川芎、桃仁、炮姜、炙甘草等制成，其中当归、川芎有养血活血的作用，桃仁有破血祛瘀的作用，炮姜有温经散寒、增强活血祛瘀之力，炙甘草有缓急止痛的作用。几种药材搭配合用具有化瘀生新、养血活血、祛除恶露、收缩子宫的作用，也被称为"产后第一方"。生化汤一般从产后第 2 天开始服用。

家人可以购买现成的生化汤料包，也可以自己做生化汤。

❖ 通过食补促进恶露排出

产后第 2 天，恶露增多是正常现象，此时，食补有助于促进恶露的排出。小米、鸡蛋和红糖同煮，很适合恶露不尽的新妈妈食用，也有活血补气的功效。

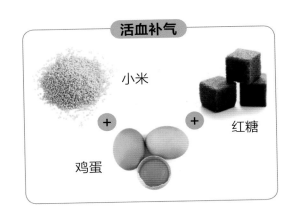

活血补气

小米 + 鸡蛋 + 红糖

	餐次	食谱
顺产妈妈一日食谱	早餐（7:00—8:00）	阳春面
	加餐（10:00 前后）	生化汤
	午餐（12:00—12:30）	紫薯花卷、香菇炖蒸鸡、多彩蔬菜羹
	加餐（15:30 前后）	益母草煮鸡蛋
	晚餐（18:00—19:30）	番茄炒鸡蛋、糯米阿胶粥
	加餐（21:30 前后）	豆腐海带汤

	餐次	食谱
剖宫产妈妈一日食谱	早餐（7:00—8:00）	小米粥
	加餐（10:00 前后）	生化汤
	午餐（12:00—12:30）	红豆汤、鸡蛋番茄面
	加餐（15:30 前后）	蛋汤
	晚餐（18:00—19:30）	疙瘩汤、油菜鸡蛋羹、胡萝卜土豆泥
	加餐（21:30 前后）	牛肉小米粥

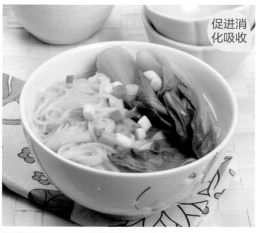

促进消化吸收

阳春面

材料 挂面 300 克，小白菜 150 克。

调料 葱花 5 克，盐 3 克，香油适量。

做法

1 汤锅内倒入清水烧开，下入挂面煮熟，捞出过凉水，沥干水分；小白菜洗净，放入煮面条的水中焯熟，捞出。

2 锅内倒入清水烧开，加盐调味，盛入大碗，倒入煮熟的面条和焯熟的小白菜，淋上香油，撒上葱花即可。

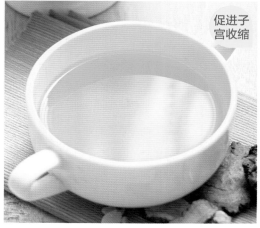

促进子宫收缩

生化汤

材料 当归 20 克，川芎 15 克，炮姜、炙甘草各 1 克，桃仁（去皮、去尖）10 克。

调料 黄酒适量。

做法

将桃仁敲碎后与当归、川芎、炙甘草、炮姜一起放入锅中，加入适量的黄酒和水（以没过药材为宜），煎成一碗。每天正餐前喝 50 毫升。

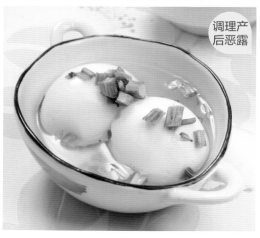

调理产后恶露

益母草煮鸡蛋

材料 益母草 50 克，鸡蛋 2 个。

做法

1 将益母草择去杂质，清水洗净，切成段，沥干；把鸡蛋放入水中，清洗干净。

2 将益母草、鸡蛋放入锅内，加水同煮，10 分钟后把鸡蛋壳去掉，再放入锅中煮 15~20 分钟即可。

番茄炒鸡蛋

材料 番茄 250 克，鸡蛋 2 个。

调料 葱花、白糖各 5 克，盐 2 克，植物油适量。

做法

1 将鸡蛋洗净，打散；番茄洗净，切块。

2 锅置火上，放油烧热，下蛋液炒至表面焦黄，捞出。

3 锅中再次放油烧热，爆香葱花，放入番茄块翻炒，番茄出汁后放入白糖、盐和炒好的鸡蛋，翻炒均匀即可。

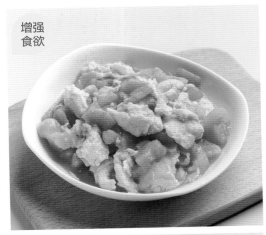

增强食欲

糯米阿胶粥

材料 糯米 60 克，大米、阿胶各 30 克。

调料 红糖少许。

做法

1 糯米、大米分别淘洗干净，放入锅中，加适量清水煮至米熟。

2 米熟后，放入阿胶和红糖，边煮边搅匀，煮至红糖和阿胶化开即可。

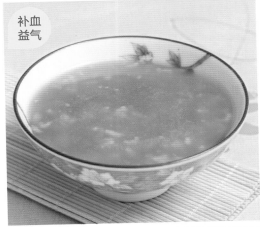

补血益气

牛肉小米粥

材料 牛肉 50 克，小米 100 克，胡萝卜 10 克。

调料 姜末 5 克，盐 3 克。

做法

1 小米淘洗干净；牛肉洗净，切碎；胡萝卜洗净去皮，切丁。

2 锅内加适量清水烧沸，放入小米、牛肉碎、胡萝卜丁，大火煮沸后转小火煮至小米开花，加入姜末、盐调味即可。

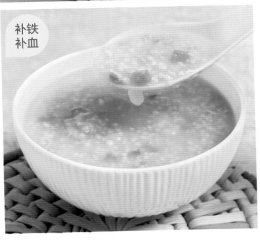

补铁补血

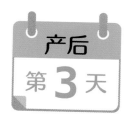

吃些通乳的食物

新妈妈的这些身体变化是正常的

❖ 体温

有些新妈妈在产后第3天会因乳房血管、淋巴管极度充盈而出现可持续数小时的体温升高，甚至可达38℃，但这种情况只要不超过12小时且体温又出现下降，就不属于病态。新妈妈可以通过按摩乳房、宝宝吸吮乳汁、人工挤乳等方法使体温下降。

体温异常升高，或1天有2次体温超过38℃就应引起重视，新妈妈要及时告知医生，确定到底是不是产褥感染、乳腺炎等。

❖ 乳房

新妈妈从此时开始要注意保护乳房，一为避免因哺乳而引起的乳房下垂，二为避免因宝宝的吸吮而造成的乳头皲裂。新妈妈可常用乳汁涂抹乳头。

❖ 恶露

此时恶露的排量依然不少，新妈妈需格外注意会阴卫生。没有经历会阴侧切的新妈妈应该可以出院了，在家要用温开水清洗会阴，避免发生感染。有侧切伤口的新妈妈在产后第3天要检查伤口的恢复情况。

❖ 下腹

新妈妈分娩后，经常会感到因宫缩而引起的下腹阵发性疼痛，这叫作"产后宫缩痛"。产后宫缩痛一般会在2~3天后自然消失，新妈妈不用过多担心。

❖ 阴道

新妈妈阴道内部的肌肉会因撕裂或侧切而出现不同程度的损伤，阴道口变得宽大，骨盆韧带也会变宽。

马大夫告诉你新妈妈应注意什么

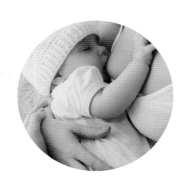

❖ 让宝宝勤吸乳头

乳汁不是攒出来的，是吸出来的。新妈妈在孕期已经储备了足够的能量，这时，真正让乳汁充沛起来的是宝宝的吸吮和妈妈营养的摄入。

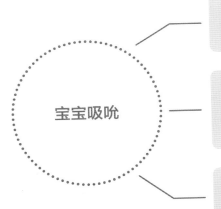

宝宝吸吮

- 能刺激新妈妈乳头神经，将信息传给脑下垂体。
- 能刺激脑垂体释放泌乳素，引起泌乳反射，刺激乳腺泡周围肌上皮细胞收缩，促进乳汁的产生。
- 可按摩乳晕，疏通乳腺管，增加乳汁分泌量。

乳汁偏少，就要尽可能多地让宝宝吸吮。

新妈妈一般每2~3小时就可喂一次奶，喂得越多，乳汁分泌得越多。有些新妈妈觉得自己的奶很少，需要攒多一点儿、胀一点儿再给宝宝吃。千万不要这样做。生命是很神奇的，新妈妈的身体会根据宝宝的需求调节泌乳量。

❖ 每天喂奶 8 次以上

有些新妈妈即使分泌的乳汁不是很多，也要坚持每天喂奶 8 次以上，而且要保证宝宝每次吸吮的时间不少于 20 分钟，这样有利于下奶，还能预防乳腺炎，加快子宫收缩。

❖ 如出现心脏不适，须及时告知医生

有些新妈妈会在产后出现胸闷、心慌、不能平卧等情况。这主要是因为孕期随着胎儿长大而变大的子宫会将膈肌往上推，导致心脏负荷增加，且由于工作量不断加大，心脏会略有肥大，心率也会加快；而胎儿和胎盘娩出后，子宫一下子缩小，原来与胎盘建立的血液循环停止，相应的血液会突然进入母体的血液循环。这样的变化常会导致新妈妈出现心脏不适，这时一定要及时告知医生。

金牌月嫂提醒你

月子里注意保护眼睛

新妈妈要避免月子里落泪。民间流传着"产妇一滴泪比十两黄金还珍贵"的说法，这是有一定的科学依据的。新妈妈如果经常哭泣、流泪，眼睛会酸痛，加速老化。所以家人应尽量让新妈妈远离伤心的事情，使其安心坐月子。此外，新妈妈也要努力使自己的心情好起来，尽量避免在月子期间流泪。

月子里看电视、看手机等不是禁忌，适可而止就好。分娩使新妈妈的身体处于虚弱状态，长时间看电视、看手机容易使新妈妈出现眼疲劳，易发生屈光不正等眼病，进而出现头痛、胸闷等症状。新妈妈可以通过适当看电视、看手机的方式缓解抑郁情绪、保持轻松、良好的心态，但每天看电视、看手机的总时长不应超过1小时。

小案例

倾水在生完宝宝的第2天，就因为一些事情和丈夫吵架了，还哭了很长时间。现在宝宝快3岁了，倾水经常会感到眼睛酸痛，看了医生才知道，这是月子里流泪过多的后遗症。

❖ 及时咨询出院后的注意事项

产后第3天，顺产妈妈和宝宝就可以准备出院了。办理出院手续时，新妈妈可以向医护人员咨询出院后的自身护理和宝宝护理等知识，以便出院后能更好地照顾自己和宝宝。

❖ 夜间宜侧躺喂奶

侧躺喂奶适用于夜间哺乳时。对于剖宫产的妈妈来说，侧躺喂奶，既能避免压迫伤口，也能避免腰酸背痛。

❖ 睡觉时避免挤压乳房

宝宝出生后，新妈妈的乳房会变得丰满、充盈，护理不当易使软组织受损或引起增生，还易导致双乳下垂。

新妈妈睡觉时最易挤压乳房，所以要保持正确的睡姿，以仰卧为主、侧卧为辅，尽量不要俯卧。此外，新妈妈不要长时间向一个方向侧卧，坚持左右侧卧交替，可避免一侧乳房压迫过久。

❖ 剖宫产妈妈需配合护士的工作

产后第3天，剖宫产妈妈已经基本适应宫缩的疼痛。护士会通过给新妈妈换药的方式了解伤口有无渗血，有无红肿发炎等情况。在这个过程中，新妈妈会感到小小的不适，但需积极配合护士的工作。

❖ 若还无乳汁就需求助

新妈妈要及时关注乳汁分泌情况。此时新妈妈如果还未开奶，就应该找专业催奶师来帮忙了。因为新妈妈顺畅地分泌乳汁，不仅能为宝宝提供充足的"粮食"，还能预防乳腺炎。

❖ 产后心理调适很重要

月子期间的新妈妈容易多愁善感。从受孕到坐月子，新妈妈体内的激素分泌会发生巨大的变化，如雌激素和孕激素在孕晚期增加而生产后急剧减少，可能会导致产后抑郁。新妈妈出现抑郁的情绪后，也会对宝宝表现出不耐烦、不关心，所以家人一定要注意新妈妈的心理调适。

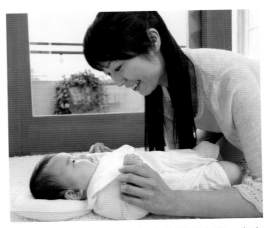

新妈妈心情好，会更加细心地照顾宝宝，宝宝也会安静下来，更好地成长

李大夫告诉你新妈妈应怎么吃

❖ 可以多喝些汤

有些新妈妈的泌乳时间较晚，泌乳量也偏少，这是正常现象，不要过于紧张或担心。这类新妈妈可以多喝些汤，如鱼汤、蔬菜汤等，来促进乳汁分泌。

❖ 推荐的 6 种通乳食物

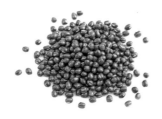

红豆

红豆富含蛋白质、碳水化合物、脂肪、膳食纤维、维生素和各种矿物质，营养价值比较高，具有催乳的功效。

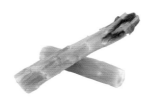

莴笋

莴笋作为通乳的食物之一，含钾量有含钠量的 5 倍多，有利于维持新妈妈体内水和电解质的平衡。此外，莴笋还含有丰富的烟酸。

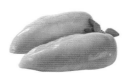

鸡肉

鸡肉含有多种维生素、钙、磷、锌、铁、镁等营养成分，具有补气、补血、增乳的功效，对新妈妈产后气血虚弱、乳汁不足等症状有比较好的食疗效果。

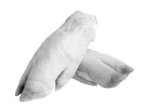

猪蹄

中医认为，猪蹄营养价值高，具有催乳的作用，能够促进乳汁分泌、提高母乳质量，非常适合哺乳期妈妈食用。

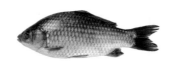

鲫鱼

鲫鱼富含蛋白质，并含有大量的钙、磷、铁等矿物质，脂肪含量少，肉质鲜嫩，吃起来鲜而不腻，自古以来就是产妇催乳的首选食材。

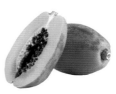

木瓜

木瓜含有的凝乳蛋白酶有通乳作用，可刺激乳腺分泌乳汁，增加新妈妈的授乳量。木瓜排骨煲汤、木瓜炖雪蛤是众所周知的催乳良方。

❖ 继续以软烂食物为主，不要大补

产后第 3 天，新妈妈尚处于身体恢复期，肠道功能还较弱，需要继续吃易于消化的流质或半流质食物，如小米粥、豆浆鲫鱼汤、鸡蛋羹等。比较油腻、大补的食物仍不宜食用，如过浓的鸡汤。刺激性的食物也不要吃。

❖ 非哺乳妈妈可以吃些回乳食物

部分新妈妈可能会因某些原因不能进行母乳喂养，需要回乳，可以吃一些抑制乳汁分泌的食物，如炒麦芽等，同时尽量远离促进乳汁分泌的食物，如红豆、猪蹄、鲫鱼等。但毕竟经历了分娩，此类新妈妈也需要补充营养，尽快恢复体力，应吃一些低能量、低脂肪、滋补功能强的食物，做到边回乳边进补。

	餐次	食谱
顺产妈妈一日食谱	早餐（7:00—8:00）	香蕉苹果牛奶饮、三鲜包子
	加餐（10:00 前后）	切片面包
	午餐（12:00—12:30）	米饭、豆浆鲫鱼汤、蒜蓉菠菜
	加餐（15:30 前后）	熟花生
	晚餐（18:00—19:30）	香菇胡萝卜面
	加餐（21:30 前后）	红枣银耳炖雪梨

	餐次	食谱
剖宫产妈妈一日食谱	早餐（7:00—8:00）	疙瘩汤、鸡蛋羹
	加餐（10:00 前后）	切片面包
	午餐（12:00—12:30）	红枣莲子粥、麻油猪肝汤
	加餐（15:30 前后）	熟花生
	晚餐（18:00—19:30）	馒头、莲子百合猪肉汤
	加餐（21:30 前后）	小米粥

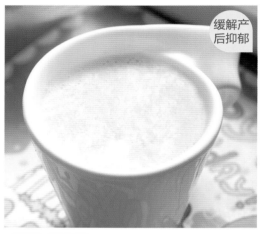

缓解产
后抑郁

香蕉苹果牛奶饮

材料 香蕉 50 克，苹果 100 克，牛奶 250
　　　毫升。

调料 蜂蜜适量。

做法

1 苹果削皮去核、切成小块；香蕉剥皮，
切成小块。

2 将苹果块、香蕉块、蜂蜜连同牛奶一起
倒入全自动豆浆机，按下"果蔬汁"键，
听到"完成"的提示后倒入碗中即可。

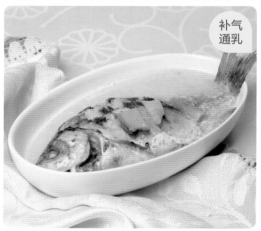

补气
通乳

豆浆鲫鱼汤

材料 豆浆 500 毫升，鲫鱼 1 条。

调料 葱段、姜片各 15 克，盐 3 克，料
　　　酒少许，植物油适量。

做法

1 鲫鱼去鳞，除鳃和内脏，去掉腹内的黑
膜，清洗干净。

2 锅内倒油烧热，放入鲫鱼煎至两面微黄，
下葱段和姜片，淋料酒，倒入豆浆烧沸，
转小火煮 30 分钟，放盐调味即可。

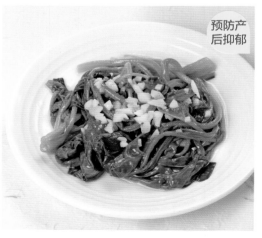

预防产
后抑郁

蒜蓉菠菜

材料 菠菜 200 克，蒜蓉 15 克。

调料 姜末 3 克，盐 2 克，香油、植物油
　　　各适量。

做法

1 菠菜去根，洗净，焯水，切段。

2 锅置火上，倒油烧热，下姜末、蒜蓉爆
香，倒入菠菜段翻炒至熟，用香油调味
即可。

红枣莲子粥

材料　大米 90 克，红枣、莲子各 20 克。

做法

1. 大米洗净，用水泡 30 分钟；红枣、莲子洗净，红枣去核，莲子去心。
2. 锅置火上，倒入适量清水大火烧开，加大米、红枣和莲子烧沸，待莲子煮熟即可。

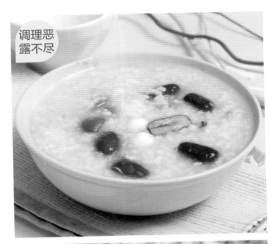
调理恶露不尽

麻油猪肝汤

材料　猪肝 150 克。

调料　生姜 4 克，胡麻油 10 毫升，米酒适量。

做法

1. 猪肝洗净，切片；生姜去皮，切片。
2. 胡麻油入锅大火加热，加入生姜片，转小火，爆香至姜皮皱褐而不焦黑，再转为大火，放入猪肝片炒至变色。
3. 倒入米酒煮开，关火，趁热食用。

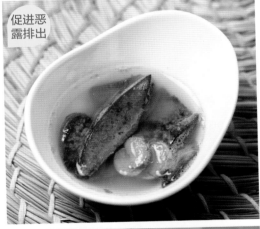
促进恶露排出

莲子百合猪肉汤

材料　猪瘦肉 100 克，莲子、百合各 50克。

调料　姜片、葱段各 4 克，料酒、盐各2 克，香菜叶适量。

做法

1. 猪瘦肉洗净，切片；莲子、百合泡发，洗净；莲子去心。
2. 将猪瘦肉片、莲子、百合一起放入砂锅，大火烧沸后，加姜片、葱段、盐、料酒，改小火炖 1 小时，撒上香菜叶即可。

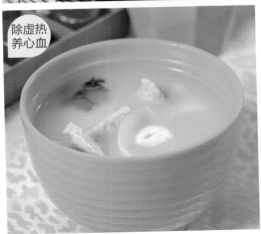
除虚热养心血

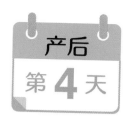

密切关注恶露情况

新妈妈的这些身体变化是正常的

❖ 恶露

今天新妈妈的恶露颜色可能会变淡，量也会少一些。

❖ 子宫

今天新妈妈会感觉到子宫在慢慢缩小。新妈妈如果坚持母乳喂养宝宝，子宫会缩小得更快一些。

❖ 尿液或汗液

今天新妈妈排出的尿液或汗液会较多，尤其是妊娠水肿比较严重的新妈妈。

之所以出现这种情况，主要是因为身体在排出多余的水分。新妈妈此时要注意防风，避免着凉感冒，而且要多喝水，避免水分过多流失，导致身体虚脱。

❖ 乳房

新妈妈在产后第一时间就要掌握正确的乳房按摩手法，以保证乳腺管通畅，乳汁正常分泌。今天新妈妈仍要及时挤出多余的乳汁，并且要反复轻轻按摩乳房，以促进乳房分泌乳汁。

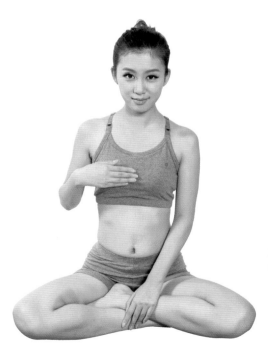

膻中穴位于两个乳头连线的中点，平第4肋间处。新妈妈可用中指指腹轻轻按揉膻中穴1~3分钟

马大夫告诉你新妈妈应注意什么

❖ 提前准备好出院的衣物

家人应该将新妈妈和宝宝出院的衣物提前准备好，以便接到出院通知时可以从容地回家。家人要根据不同的季节，为新妈妈和宝宝选择合适的衣物。

新妈妈尽量选择开襟的上衣，因为回家途中可能需要给宝宝哺乳，开襟的衣服比较方便。此外，由于上衣会接触到宝宝娇嫩的皮肤，所以新妈妈的上衣应由刺激性小的面料制成。

许多人认为不用准备月子鞋，因为新妈妈在月子期间是不出门的，只是在家里走走。其实，给新妈妈准备两双柔软的月子鞋是非常有必要的。脚部着凉，很容易造成后足跟或腹部不适，甚至导致腹泻。所以即使在家里活动，新妈妈也应该穿上柔软的月子鞋。

❖ 恶露异常增多时须及时就医

正常情况下，从产后第4天开始，新妈妈排出的恶露呈浆液状（包括淡红色血液、黏液和较多的阴道分泌物）。这时新妈妈可以换用普通的卫生巾了，但要及时更换，避免细菌滋生。如果出现恶露突然增多且为脓性、有臭味的情况，那么可能出现了细菌感染，新妈妈应该及时到医院就诊。如果恶露中伴有大量血液，且新妈妈感觉子宫大而软，则显示子宫可能恢复不良，新妈妈也需要及时就医。

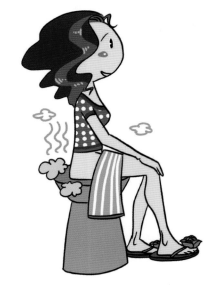

坐浴可以减轻会阴部受到的压力，有效避免伤口裂开

❖ 别犯傻，坐月子可以刷牙

"新妈妈在坐月子时，不能刷牙漱口"是没有科学依据的。长期不刷牙、不漱口，口腔内的细菌就会大量繁殖，食物残渣经过发酵、产酸会腐蚀牙齿，导致各种牙病，如龋齿、牙周炎、牙龈脓肿等，会给新妈妈和宝宝的健康带来危害。

新妈妈可以选择专门的产妇牙刷、海绵质地牙刷，也可以选择一次性纱布牙刷，只是在刷牙时需要注意以下事项。

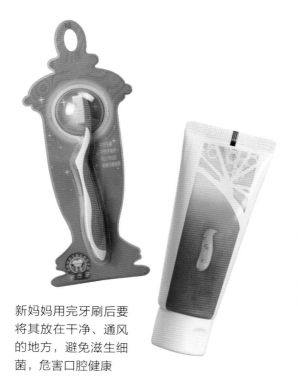

新妈妈用完牙刷后要将其放在干净、通风的地方，避免滋生细菌，危害口腔健康

1. 刷牙的动作要轻柔，不要过于用力，以防刷破牙龈，造成牙龈萎缩。新妈妈也可以用手指刷牙，即把食指洗净，把牙膏挤在手指上，把手指当刷头，在牙齿上来回、上下擦拭，然后用手指按压牙龈数次。

2. 新妈妈由于身体比较虚弱，对寒冷刺激比较敏感，宜用温开水刷牙。

3. 早晚各刷一次牙，每次吃完东西要及时漱口。新妈妈可用清水或盐水漱口，也可选用孕产妇专用的漱口水。

4. 少用牙签，改用牙线。牙签能去除牙缝中的部分食物残渣，但对牙龈有一定的损伤。而牙线一般由尼龙线等制成，能有效去除牙缝间的食物残渣，彻底清洁牙齿，而且不损伤牙龈，更安全。

❖ 月子里不能碰冷水

中医认为，产妇经过分娩，全身的骨骼处于松弛状态，如果经常碰冷水，易受寒邪，很可能会落下"月子病"。所以，新妈妈在月子里不能碰冷水，即使在夏天洗东西也要用温水。此外，如果想取冰箱里的东西，新妈妈最好请家人帮忙，不要直接接触寒凉之物。

卧室要保持通风，但不能吹对流风

老人常说新妈妈坐月子怕风，应紧闭门窗，其实这对新妈妈和宝宝是不利的。新妈妈的卧室应每天定时开窗通风，每次通风时间以 30 分钟为宜，这样可以降低空气中病菌的密度，有利于新妈妈和宝宝的健康。但需要注意的是，开窗通风时，新妈妈和宝宝要离开卧室，更不能直吹对流风。

家中应保持适宜的温度和湿度

家人要注意保持家中适宜的温度、湿度，让新妈妈和宝宝待在舒舒服服的环境里。家中的温度应保持在 22~26℃，相对湿度应保持在 55%~65%，家人可以在室内放一个加湿器或者一盆水，增加空气湿度。

天气过热时，可以开空调

在炎热的夏季，有些新妈妈也只敢穿长衣长裤，更不敢开空调。其实，新妈妈是可以待在空调房间里的，但需要注意以下事项。

❖ 室内温度以 22~26℃ 为宜，且新妈妈和宝宝都要穿长衣长裤。

❖ 最好选择使用健康型的空调，如有负离子功能的空调。

❖ 不要让空调的冷风直接对着自己和宝宝吹。

睡觉时不要开空调，如果要开，新妈妈和宝宝一定要盖好被子，避免着凉。

近视的妈妈产后应暂时告别隐形眼镜

由于体内激素水平的变化，孕妈妈眼睛的分泌物会减少，眼球会干涩，已不适合戴隐形眼镜。产后虽然激素水平在逐渐恢复，但这个过程不是一天两天就能完成的，一般需要 3 个月的时间，所以新妈妈需继续告别隐形眼镜。

李大夫告诉你新妈妈应怎么吃

❖ 继续吃软烂的食物

新妈妈今天要继续吃软烂的食物。新妈妈自顺畅解大便开始，可多吃些肉汤、鱼汤、鸡汤中的肉类食物，但还不能吃大补的食物。

❖ 吃"开心"的食物能预防产后抑郁

新妈妈或多或少会出现产后沮丧的情况，情绪容易波动、不安、低落，常常为一些不称心的事而感到委屈，甚至伤心落泪，这既会影响自己的身体恢复和精神状态，也会影响正常哺乳。剖宫产妈妈的抑郁表现要比顺产妈妈的抑郁表现更明显些。

处于哺乳期的新妈妈若任由焦虑、紧张、抑郁等情绪发作，就容易出现肝郁气滞，使乳汁分泌量减少。而且宝宝此时喝了新妈妈的乳汁后，心跳会加快，变得烦躁不安、夜睡不宁。

此时新妈妈应吃些"开心"的食物，有利于预防产后抑郁。

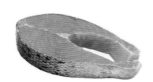

海鱼

海鱼含有 ω-3 脂肪酸，有一定的缓解抑郁的作用。

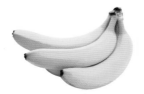

香蕉

香蕉所含的生物碱物质可帮助大脑制造血清素，降低产生抑郁的概率。

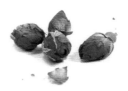

玫瑰花

玫瑰花能理气解郁、温养心肝血脉、宣散体内郁气，具有镇静、安抚、抗抑郁的功效。

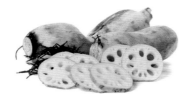

莲藕

莲藕有凉血、除烦等功效。取莲藕片以小火煨烂，加蜂蜜食用，可缓解抑郁。

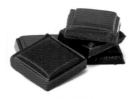

巧克力

吃点甜食，心情会变好。多准备些零食，如巧克力等，新妈妈在心情低落时可以吃一些。

❖ 避免摄入易导致回乳的食物

月子里回乳会严重影响宝宝的营养，所以处于哺乳期的新妈妈如果不想回乳，应尽量避免摄入易导致回乳的食物，如韭菜、炒麦芽、花椒、味精等。

	餐次	食谱
顺产妈妈一日食谱	早餐（7:00—8:00）	生滚鱼片粥、玉米面发糕、煮鸡蛋
	加餐（10:00 前后）	小蛋糕、牛奶
	午餐（12:00—12:30）	山药木耳炒莴笋、花生猪蹄汤、二米饭
	加餐（15:30 前后）	小米红豆粥
	晚餐（18:00—19:30）	蛋炒饭、清炒四季豆
	加餐（21:30 前后）	香蕉

	餐次	食谱
剖宫产妈妈一日食谱	早餐（7:00—8:00）	排骨汤面
	加餐（10:00 前后）	鸡蛋羹
	午餐（12:00—12:30）	牛奶馒头、牡蛎豆腐汤、蒜蓉生菜
	加餐（15:30 前后）	切片面包
	晚餐（18:00—19:30）	黑米饭、香干炒芹菜、木瓜鲫鱼汤
	加餐（21:30 前后）	红豆红枣豆浆

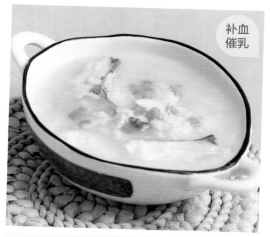

补血
催乳

生滚鱼片粥

材料 黑鱼片 50 克，大米 100 克。

调料 葱花、姜末、酱油、料酒各 5 克，盐 2 克，植物油适量。

做法

1 大米洗净；黑鱼片加姜末、酱油、料酒、盐拌匀，腌 15 分钟。

2 锅内加清水和少许植物油烧沸，放入大米煮熟，倒入黑鱼片迅速滑散稍煮，加葱花、盐调味即可。

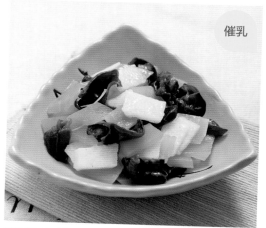

催乳

山药木耳炒莴笋

材料 莴笋、山药、水发木耳各 50 克。

调料 醋、葱丝、白糖、盐各 3 克，植物油适量。

做法

1 莴笋去叶，去皮，洗净，切片；水发木耳洗净，撕小朵；山药去皮，洗净，切片。

2 山药片和木耳朵分别焯烫，捞出。

3 锅内倒植物油烧热，爆香葱丝，倒入莴笋片、木耳朵、山药片炒熟，放盐、白糖、醋调味即可。

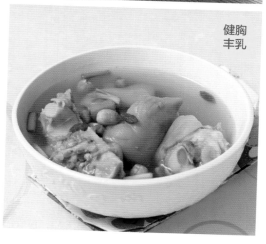

健胸
丰乳

花生猪蹄汤

材料 净猪前蹄块 500 克，花生仁 50 克，枸杞 5 克。

调料 盐 3 克，料酒 15 克，葱段、姜片各 5 克。

做法

1 净猪前蹄块焯水；花生仁泡水 30 分钟。

2 汤锅加清水，放入猪前蹄块及料酒、葱段、姜片大火煮开，慢火炖 1 小时，放入花生仁再炖 1 小时，加枸杞同煮 10 分钟，加入盐调味即可。

牡蛎豆腐汤

材料 净牡蛎肉、猪瘦肉片各 100 克,豆腐片 250 克,竹笋片 150 克。

调料 盐 2 克,香油、葱段、植物油各适量。

做法

1 锅内倒植物油烧热,爆香葱段,放入猪瘦肉片炒至肉色变白,加入竹笋片略炒,倒入清水大火煮开,下豆腐片煮熟。

2 放入牡蛎肉煮 1 分钟,加入盐搅匀,淋入香油即可。

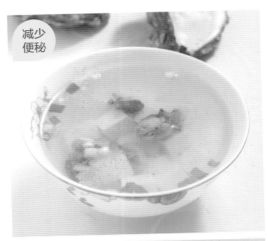

减少便秘

木瓜鲫鱼汤

材料 木瓜 250 克,净鲫鱼 300 克。

调料 盐 2 克,料酒 10 克,葱段、姜片各 5 克,香菜段 3 克,植物油适量。

做法

1 木瓜去皮除子,洗净,切片。

2 锅内倒植物油烧热,放鲫鱼煎至两面金黄,和木瓜片一起放入汤锅,加葱段、料酒、姜片和清水,大火烧开,转小火煲 30 分钟,加盐调味,撒香菜段即可。

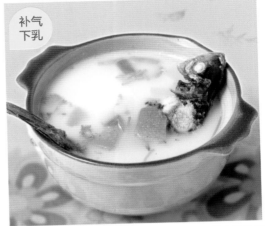

补气下乳

红豆红枣豆浆

材料 黄豆 40 克,红豆、红枣各 20 克。

调料 冰糖 5 克。

做法

1 黄豆、红豆洗净,浸泡 4 小时;红枣洗净,去核,切碎。

2 将黄豆、红豆和红枣碎倒入全自动豆浆机,加水至上、下水位线之间,煮至豆浆机提示豆浆做好,过滤后加冰糖搅拌至化开即可。

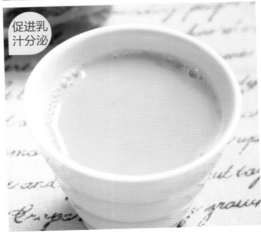

促进乳汁分泌

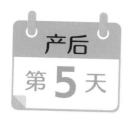

注意安心养神

新妈妈的这些身体变化是正常的

❖ 乳房

宝宝的吸吮能力不断增强，乳汁的分泌也开始增多。新妈妈需要注意胸部保养。

1. 哺乳前轻柔地按摩乳房，有利于分泌乳汁。

2. 注意乳房卫生。新妈妈可以经常用温水擦洗乳房，不要用肥皂、酒精等擦洗乳房，以免引起局部皮肤皲裂。

3. 用正确的姿势喂奶。新妈妈可以让宝宝含着乳头和大部分乳晕吃奶，且每次哺乳最好能两侧乳房交替进行。

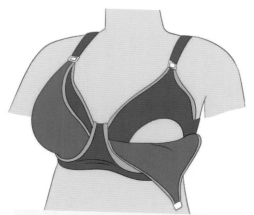

新妈妈选择合适的胸罩，可便于哺乳和防止乳房下垂

4. 喂奶结束后不要强行拉出乳头，以免引起乳头损伤，可轻按压宝宝下颌，待宝宝松开嘴巴后再抽出乳头。

5. 学会正确的挤奶方法，避免乳房疼痛和损伤。

6. 通过戴合适的胸罩来改善乳房的血液循环。

❖ 子宫

此时的子宫正在慢慢恢复，但还没有恢复到正常大小，所以新妈妈的肚子看上去并没有小太多，而且肚皮会有不同程度的松弛，腹部的那条黑色的中线还是很明显。

❖ 恶露

恶露变成褐色，并且还在排出，但量开始减少。

❖ 会阴侧切伤口

会阴侧切的伤口还有些肿痛感，新妈妈需要特别注意会阴卫生，每天用温开水清洗会阴。

马大夫告诉你新妈妈应注意什么

❖ 不能睡过软的床

孕妈妈在妊娠末期会分泌一种叫作"松弛素"的激素，它可以使阴道扩张，有助于宝宝的顺利娩出。

宝宝分娩后，新妈妈的骨盆缺乏固定性，如果睡在过软的床上，起床或翻身时稍有不慎，就有可能引起骨盆损伤，出现腰骶部疼痛、下肢运动困难等症状。

因此，新妈妈坐月子时不要睡过软的床，最好选择床垫较硬的床或板床，待身体恢复后再睡软床。新妈妈可以按下面的方法来挑选床和床品。

1. 床架坚固。木质和铁质床架应为首选。

2. 床垫软硬适中。新妈妈可以选择弹性高的弹簧床垫。

3. 床品面料要透气、耐热、抗潮。

❖ 及时洗头

新妈妈分泌的汗液偏多，所以新妈妈应该及时洗头，保持个人卫生。按照正确的方法洗头可以促进头皮的血液循环，避免脱发、发丝撕裂或分叉。但新妈妈毕竟还在恢复期，洗头时需要注意以下事项。

1. 洗头的水温最好控制在 37℃左右。

2. 产后头发较油腻，也容易脱落，需要使用温和的洗发用品。

3. 注意清洗头皮，用指腹按摩头皮，有利于促进头皮的血液循环。

4. 洗后要及时把头发擦干，并用干毛巾包一会儿头发，避免着凉。

5. 不要急着把头发扎起来，也不要马上躺下睡觉，否则容易让湿邪浸入，引起头痛、脖子痛。

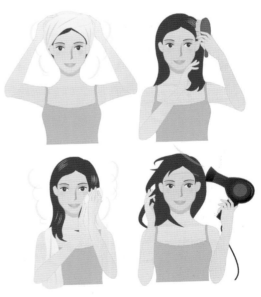

新妈妈洗头时一定要注意保暖，否则容易引起头痛、脖子痛等

❖ 宜泡脚

每天用热水泡脚，对月子里的新妈妈大有益处，既可以消除一天的疲惫，也可以加速体力恢复、促进血液循环。需要注意的是，新妈妈在泡脚的时候，不断按摩脚趾和脚心，效果会更好。

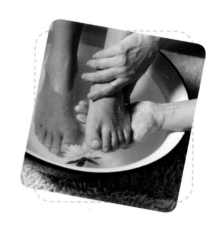

金牌月嫂提醒你

如果还没有乳汁，可做按摩催乳

新妈妈要及时关注乳汁的分泌情况。新妈妈如果此时还没有分泌乳汁，就需要请专业催乳师通过按摩的方法催乳。给新妈妈做按摩催乳前，专业催乳师会用毛巾热敷新妈妈的乳房（具体的热敷时间根据新妈妈情况而定），然后开始按摩。

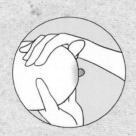

环形按摩：用双手的手掌托住乳房的上、下方，沿基底部—乳头方向来回按摩。

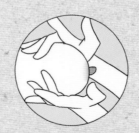

指压式按摩：双手张开置于乳房两侧，手掌掌根、鱼际和手指用力，沿乳房—乳头方向挤压。

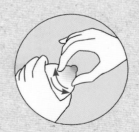

旋转按摩乳头：用3根手指垂直夹起乳头，一边收紧手指，一边变换位置，可以转180°。

李大夫告诉你新妈妈应怎么吃

❖ 多吃利于改善睡眠的食物

今天，新妈妈身上的诸多困扰已有所缓解，开始有精力照顾宝宝了。新妈妈通常对宝宝的事情都想亲力亲为，夜里睡觉也想着给宝宝喂奶的事情，以致精神紧张，容易失眠。

这时家人可以给新妈妈准备一些能够改善睡眠的食物。

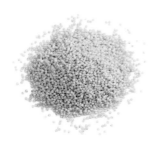

小米

小米有健胃、和脾、安眠的功效，其色氨酸含量较高。色氨酸能合成5-羟色胺，使大脑的思维活动暂时受到抑制，让人产生困倦感。睡前食用小米粥，可使新妈妈安然入睡。

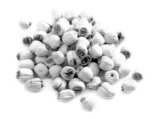

莲子

莲子含有的莲心碱、芦丁等成分能使人快速入睡，有养心安神的作用。新妈妈睡前可食用煮熟的莲子。

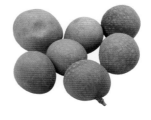

桂圆

桂圆有补心益脑、养血安神的作用。睡前饮用桂圆茶或取桂圆加白糖煎汤饮服，对改善睡眠有益。

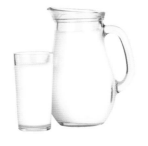

牛奶

睡前喝杯热牛奶可改善睡眠，这也是医生经常建议的做法，因为奶制品中含有丰富的色氨酸。其实，牛奶搭配富含碳水化合物的食物（如青稞、燕麦、荞麦、大米、小麦、玉米和高粱等），能让牛奶助眠的功效加倍。

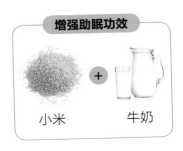

增强助眠功效

小米 ＋ 牛奶

❖ 可以吃蔬果，但不要吃寒性或凉性的蔬果

传统观念认为，月子期间不宜吃蔬果。其实，新鲜的蔬果富含维生素和矿物质，能开胃、润泽肌肤，还利于消化及排便。因此，新妈妈除了在月子的前几天不可吃水果外，可以适当吃些新鲜的蔬果，但是切记不能吃寒性或凉性的蔬果。

吃在常温下保存的水果、泡在温水里的水果，或者改喝温热的鲜榨果汁，不仅可以补充营养，还能保护牙齿。新妈妈在月子里食用的蔬菜一定要煮得软烂。除了不能吃寒性或凉性的蔬果外，新妈妈在月子里还不宜吃凉拌菜。

	餐次	食谱
顺产妈妈一日食谱	早餐（7:00—8:00）	牛奶小米粥、煮鸡蛋、面包
	加餐（10:00 前后）	小蛋糕
	午餐（12:00—12:30）	米饭、红枣羊腩汤、琥珀核桃
	加餐（15:30 前后）	黑芝麻燕麦糊
	晚餐（18:00—19:30）	香菇胡萝卜鸡汤面、清炒油麦菜
	加餐（21:30 前后）	莲子红枣银耳汤

	餐次	食谱
剖宫产妈妈一日食谱	早餐（7:00—8:00）	红枣山药粥、豆沙包、大拌菜
	加餐（10:00 前后）	牛奶燕麦粥
	午餐（12:00—12:30）	米饭、红豆鲫鱼汤、青椒炒牛肉丝
	加餐（15:30 前后）	排骨汤
	晚餐（18:00—19:30）	肉丝面、三彩菠菜
	加餐（21:30 前后）	二米粥

牛奶小米粥

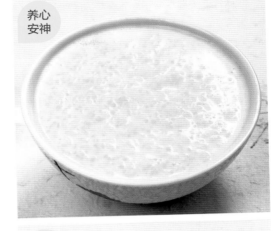

养心
安神

材料 大米、小米各30克，牛奶60毫升。
做法
1 大米、小米分别淘洗干净，大米浸泡30分钟。
2 锅置火上，倒入适量清水煮沸，分别放入大米和小米，先以大火煮至米涨开，再转小火将米煮开花，倒入牛奶，搅拌至粥沸腾即可。

红枣羊腩汤

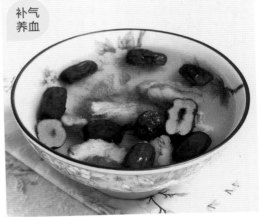

补气
养血

材料 羊腩200克，红枣20克。
调料 盐3克，料酒10克。
做法
1 羊腩洗净，切小块，放入锅中，倒入适量清水，大火烧开，略煮片刻，去除血水，捞出沥干。
2 红枣洗净，去核。
3 锅中放入适量清水，放入羊腩和红枣，加料酒炖约50分钟，加盐调味即可。

莲子红枣银耳汤

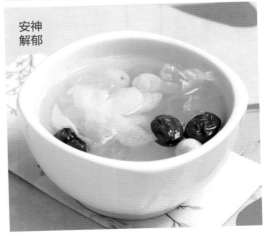

安神
解郁

材料 干银耳5克，干莲子20克，红枣10颗。
调料 冰糖适量。
做法
1 干银耳用水泡发，洗净，去蒂，撕成小朵；干莲子洗净，用水泡透，去心；红枣洗净。
2 锅中放入银耳、莲子、红枣，倒入没过食材3指的温水，大火煮开后转小火煮1小时，加冰糖煮至冰糖化开即可。

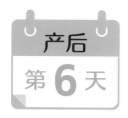

多注意健脾开胃

新妈妈的这些身体变化是正常的

❖ 子宫

此时的子宫还需要特别关注。为了促进子宫恢复，顺产的新妈妈可把手放在肚脐周围，做顺时针环形按摩。子宫收缩后，恶露也会随之排出体外。另外，哺乳也有助于子宫恢复。

❖ 胃口

产后贫血、睡眠不规律、没食欲、上火、抑郁等都会消耗新妈妈的精力。新妈妈不要紧张，也不要有太大的压力，需要多样化饮食，多摄入一些高蛋白、高能量、低脂肪、利于消化的食物。

❖ 会阴侧切伤口和剖宫产伤口

新妈妈排便时不要过于用力，以免撕裂会阴侧切伤口和剖宫产伤口。

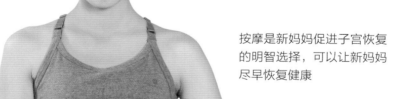

按摩是新妈妈促进子宫恢复的明智选择，可以让新妈妈尽早恢复健康

马大夫告诉你新妈妈应注意什么

❖ 合理排便，避免伤口撕裂

月子里的新妈妈很容易出现排便困难的情况，再加上一时不适应新的作息，排便就更困难了。这时的新妈妈排便时千万不要太用力，可以用些开塞露、香油等润滑肛门，促进粪便排出。

❖ 舒适的灯光有利于睡眠

舒适的灯光不仅有利于稳定新妈妈的情绪，还利于其入眠。家人应该为新妈妈营造一个温馨、舒适的卧室环境，如睡觉前将卧室的大灯关掉，只留下台灯或者壁灯；采用暖色调的灯光，尤其是暖黄色的灯光。

❖ 每天清洗会阴

新妈妈回家后，也要坚持每天清洗会阴2次，大便后再加洗1次。新妈妈可以用棉球蘸些生理盐水或者无菌清水擦洗会阴，先擦阴道口和两侧阴唇，再擦洗肛门，必须从前往后擦洗，否则易引发感染。

如果不方便坐浴，新妈妈可以用矿泉水瓶自制一个冲洗器，倒入被极度稀释的高锰酸钾溶液，朝会阴处用力一挤，即可冲洗会阴，十分方便。

❖ 适当下床活动

新妈妈分娩时可能会因失血过多或用力过多而大伤元气，导致脑部供血不足，出现眩晕的情况。经过前几天的护理，这种情况已经有所缓解，但新妈妈下床时仍要有家人陪同，且须注意以下事项。

1. 新妈妈下床前应先在床头坐5分钟，确定没有不适感后再起身。

2. 上厕所的时间不要太久，蹲下或站起时的动作要慢。

3. 一旦出现头晕现象，新妈妈要立刻坐下来，在原地休息，并喝些热水，不适感消失后，再回到床上。

❖ 不能猛然站起、蹲下

新妈妈的韧带尚未恢复，应避免负重下蹲、起坐过猛、过早做剧烈运动等情况，这些会导致新妈妈耻骨联合分离、骶髂关节韧带难以恢复，从而造成劳损，产生疼痛。此外，新妈妈要避免起居不慎导致的扭腰等情况。

坐月子须穿哺乳胸罩

很多新妈妈坐月子时会因嫌麻烦而不穿胸罩，其实这是不好的习惯。因为胸罩能支撑和扶托乳房，防止乳房下垂；还能保护乳头免受摩擦。

哺乳胸罩的选择

新妈妈要根据乳房的变化及时调换哺乳胸罩：选择带子有一定拉力、能将乳房向上托起的胸罩；选择透气性好的纯棉布料的哺乳胸罩；最好穿胸前有开口的哺乳胸罩，方便哺乳。

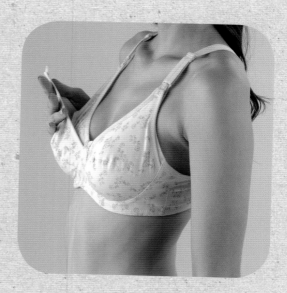

哺乳胸罩的清洗和晾晒

哺乳胸罩最好单独手洗，用胸罩专用的中性清洗剂清洗。洗好后，把带子放入罩杯中，用掌心挤压罩杯，这样可以避免罩杯变形。湿的胸罩，不要用肩带挂，因为水分的重量会将肩带拉变形。要把哺乳胸罩放在阴凉通风的地方晾干。利用紫外线杀菌要适度，否则容易让胸罩褪色。

小案例

夏女士生完宝宝后就不穿胸罩了，因为她感觉穿胸罩不舒服，还麻烦。但她很快发现，自己的胸部下垂得很严重，非常影响美观。她看了医生才知道，这是不穿胸罩导致的。月子期间穿胸罩可以支撑和扶托乳房，防止乳房下垂。夏女士穿上了适合自己的胸罩，一段时间后，乳房下垂的情况真的得到了缓解。

李大夫告诉你新妈妈应怎么吃

❖ 循序渐进地进补

不管怎样，新妈妈在月子里进补是非常有必要的。这时不摄入充足的营养，一定会影响新妈妈和宝宝的身体健康。但新妈妈不可盲目进补，应采用渐进且温和的进补方式，同时，为促进伤口愈合，忌食酒和辛辣等燥热的食物。

❖ 清淡饮食

此时新妈妈应吃些肉片、肉末等。把瘦牛肉、鸡肉、鱼等和时鲜蔬菜一起炒是不错的选择，口味清淡，营养也均衡。新妈妈还可以多吃些富含胡萝卜素的食物，如胡萝卜、南瓜等，以保护脾胃、增强食欲，促进身体的恢复。

❖ 多吃高蛋白、高能量、低脂肪的食物

部分新妈妈看到家人因照顾自己和宝宝而忙得不亦乐乎时会感到不安，想帮忙，但浑身没劲、四肢乏力、提不起精神。这是因为分娩失血过多，产后失眠、食欲缺乏等消耗了新妈妈很多体力。此时新妈妈要多摄入高蛋白、高能量、低脂肪的食物来恢复体力。家长还可以为新妈妈营造一个愉悦的就餐氛围。

❖ 多吃有益增强食欲的食物

新妈妈宜多吃一些有益增强食欲、促进消化的食物。

开胃的最佳食物	
玉米	调中开胃、增强食欲
小米	补益脾胃、滋阴养血
土豆	健脾和胃、通利大便
菠萝	消暑解渴、消食止泻
小麦	养心益肾、调理脾胃
山药	健脾益肺
番茄	开胃促消化
苹果	增强食欲

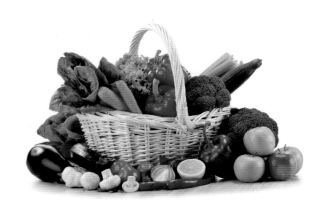

顺产妈妈一日食谱	餐次	食谱
	早餐（7:00—8:00）	小米红豆粥、葱花饼、香菇炒油菜
	加餐（10:00前后）	牛奶
	午餐（12:00—12:30）	米饭、清蒸冬瓜排骨、海带炖豆腐
	加餐（15:30前后）	三鲜馄饨
	晚餐（18:00—19:30）	玉米面发糕、家常山药、清炒芹菜
	加餐（21:30前后）	芡实红枣糯米粥

剖宫产妈妈一日食谱	餐次	食谱
	早餐（7:00—8:00）	扁豆糙米粥、花卷、醋熘土豆丝
	加餐（10:00前后）	番茄蛋花汤
	午餐（12:00—12:30）	豆角焖面、蒜香番茄炒土豆片
	加餐（15:30前后）	苹果
	晚餐（18:00—19:30）	菠萝鸡饭、西湖醋鱼、蛋香萝卜丝
	加餐（21:30前后）	玉米粥

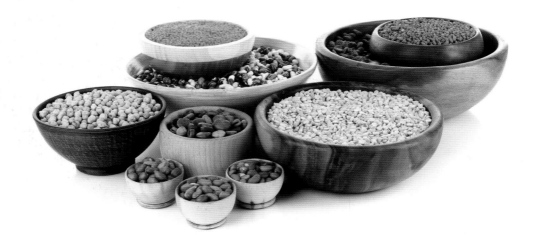

小米红豆粥

材料 小米、红豆各 50 克，大米 30 克。

做法

1 红豆洗净，用清水泡 4 小时，再蒸至酥烂；小米、大米分别淘洗干净，大米用清水浸泡 30 分钟。

2 锅置火上，倒水，大火烧开，加小米和大米烧沸，转小火熬煮成稠粥。

3 将红豆倒入稠粥中煮沸，拌匀即可。

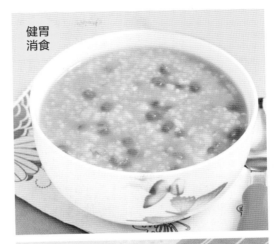

健胃
消食

家常山药

材料 山药片 250 克，胡萝卜片 100 克，水发木耳 50 克。

调料 白糖 10 克，葱花、姜丝各 5 克，香菜段 15 克，盐 2 克，香油、植物油各适量。

做法

1 将山药片放入沸水锅中焯至透明。

2 锅内倒植物油烧热，爆香葱花、姜丝，放胡萝卜片、木耳煸炒，下山药片，加盐、白糖炒匀，撒香菜段，淋香油即可。

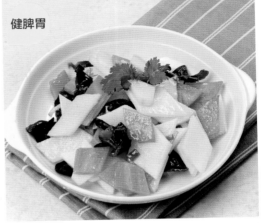

健脾胃

芡实红枣糯米粥

材料 糯米 100 克，红枣 40 克，芡实 30 克，核桃仁 15 克。

调料 冰糖适量。

做法

1 糯米、芡实均洗净，用水浸泡 2 小时；红枣洗净，去核；核桃仁碾碎。

2 将糯米、芡实放入锅中，加水煮至半熟，加入红枣、核桃仁煮沸，再调小火熬成稠粥，加入冰糖拌匀即可。

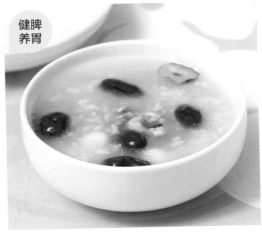

健脾
养胃

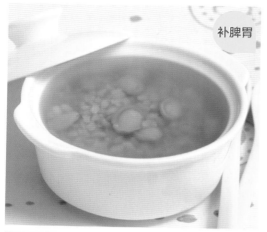

补脾胃

扁豆糙米粥

材料 白扁豆 25 克，糙米 50 克。
调料 白糖适量。
做法

1 白扁豆洗净，用清水浸泡 8～10 小时；糙米洗净，用清水浸泡 1 小时。
2 将白扁豆、糙米一起放入锅中，加适量清水，先用大火煮开，然后转小火熬煮。
3 煮至熟软，用白糖调味即可。

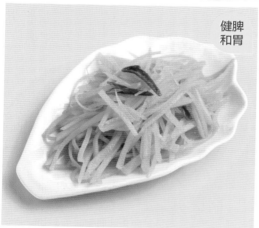

健脾
和胃

醋熘土豆丝

材料 土豆 500 克。
调料 醋 10 克，花椒 2 克，葱花、姜丝各 5 克，盐 3 克，植物油适量。
做法

1 土豆去皮洗净，切成细丝，放入水中浸泡 5 分钟，控水。
2 锅置火上，放植物油烧热，先将花椒炸香，捞出，再放入葱花、姜丝。
3 随即放入土豆丝翻炒，加醋、盐炒熟即可。

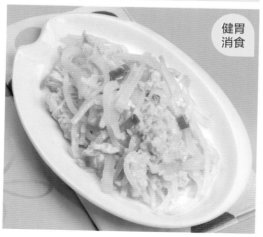

健胃
消食

蛋香萝卜丝

材料 白萝卜 300 克，鸡蛋 1 个。
调料 葱花 5 克，盐 2 克，植物油适量。
做法

1 白萝卜洗净，切丝，加少许盐、凉开水腌渍。
2 鸡蛋打散，再倒入少许凉开水、盐，搅成蛋液。
3 锅置火上，放植物油烧热，放入白萝卜丝，大火翻炒，待白萝卜丝将熟时，撒入葱花并马上淋入蛋液，炒散即可。

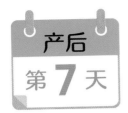

还是要好好休息

新妈妈的这些身体变化是正常的

❖ 子宫

新妈妈还能用手感觉到子宫的存在。为了顺利恢复子宫，新妈妈在生产后的半年之内都要尽量避免下半身用力，如搬重物、用力下蹲等。

❖ 伤口

有些恢复状况比较好的新妈妈已经感觉不到伤口处的疼痛了，不过大部分新妈妈还是能感觉到伤口处的疼痛，这和个人体质有关。新妈妈要多留意伤口的变化，如果伤口周围的皮肤一直发红，就要去医院做检查。

❖ 恶露

今天新妈妈的恶露没有前几天那么多了，颜色逐渐变暗，腥味也没有之前重了。

❖ 肠胃

自产后第 1 天，肠胃就开始"归位"，但功能的恢复还需要一段时间。今天，新妈妈的胃口可能还会时好时坏。

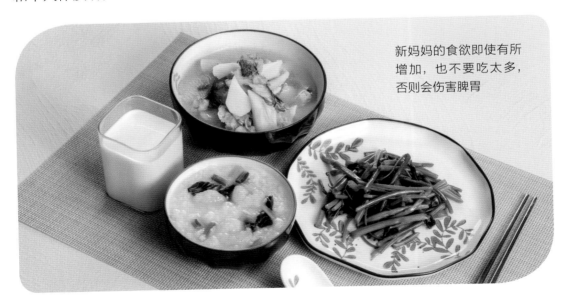

新妈妈的食欲即使有所增加，也不要吃太多，否则会伤害脾胃

马大夫告诉你新妈妈应注意什么

❖ 注意减轻腰椎负担

新妈妈的身体还是很虚弱，容易受凉，加上孕期腰部受力较重，更容易受风寒侵袭，所以，月子期间新妈妈要注意腰部保暖。此外，新妈妈要注意均衡饮食，避免暴饮暴食，控制好产后体重，减轻腰椎负担。

❖ 不要长时间抱宝宝

新妈妈月子期间长时间抱宝宝，会引起肌肉紧张，导致血液流动不畅，进而引起手腕酸疼、四肢乏力等情况，所以月子期间新妈妈要避免长时间抱宝宝，也不要过于劳累，否则不利于身体的恢复。此外，过于劳累还容易让新妈妈产生抑郁情绪，这更加不利于恢复自身健康，也不利于照顾宝宝。

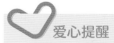

爱心提醒

新妈妈的住院天数要根据新妈妈身体的具体情况而定，一般情况下是3~7天。新妈妈若出现过特殊情况，如产后大出血等，就要在医院多观察一段时间。

❖ 尽量多休息

月子期间，新妈妈要经常给宝宝喂奶，很少能睡个安稳觉，所以新妈妈要在宝宝睡着的时间里尽量躺下来休息。家人也要多分担照顾宝宝的任务，让新妈妈得到更多休息。

❖ 不要抓挠伤口

剖宫产伤口在愈合中，周围的皮肤会产生新的结缔组织，从而引起伤口瘙痒，这时新妈妈千万不要抓挠伤口、用衣服摩擦伤口、用热水烫洗伤口，以免加重瘙痒感或导致伤口感染。新妈妈可以通过看书、听音乐等方式转移自己的注意力。

❖ 不要一次性大量喝水

产后一周之内不要一次性大量喝水，因为新妈妈全身的细胞还处于水肿状态。一次性大量喝水，容易加重水肿并影响营养物质的摄入。

新妈妈每天摄入的水分不足，又会影响乳汁分泌。为了促进乳汁分泌，新妈妈可以多摄入鸡汤、鱼汤、豆腐汤等食物。

清洗宝宝衣物的要点

为了防止交叉感染，家人和新妈妈在清洗宝宝衣物时需要注意以下要点。

1. 要使用专门的盆、婴儿洗衣皂，单独手洗宝宝的衣物。

2. 宝宝的衣物要用清水反复漂洗，直到水清为止。

3. 宝宝的衣物最好放在阳光下晾干；阴雨天时，用熨斗熨一下，也可以达到消毒和杀菌的目的。

夜间喂奶的注意事项

夜间给宝宝喂奶，可以保证宝宝获取足够的营养。泌乳素在夜间分泌旺盛，所以夜间喂奶也可以刺激母乳的分泌，为宝宝提供充足的母乳。

很多新妈妈和宝宝在夜间活动时会患上感冒，其实只要多留心，这是可以避免的。新妈妈在较冷的天气准备喂奶时，要先给自己披上外套，同时让新爸爸关上窗户，再准备一条较厚的毛毯。喂奶时，新妈妈要用毛毯裹好宝宝，不要让宝宝的手脚伸出。喂奶后，新妈妈不要过早将宝宝放入被窝，避免宝宝因骤冷骤热而患上感冒。

宝宝刚出生时可能含不住乳头，这时新妈妈可以让宝宝的头部往乳房上方靠一靠，让宝宝的鼻子和乳房产生一定的距离，这样可以避免乳房压到鼻子而影响宝宝呼吸。

小案例

小曹生完宝宝后，总是感觉很疲累，就想着白天多给宝宝喂些奶，减少夜间喂奶的次数，但是听朋友说这样是不科学的。这让小曹很困惑，为此，她咨询了医生，医生鼓励她夜间喂奶，这样可以让宝宝获得更多的营养，还能刺激乳汁分泌、预防乳腺炎。小曹采纳了医生的建议，坐完月子时，自己和宝宝的身体都很健康。

李大夫告诉你新妈妈应怎么吃

❖ 喝红糖水不要超过 10 天

老人认为，红糖水能补血，可以帮助产妇补充气血，还能促进恶露的排出和子宫的恢复等。但红糖水也不是喝得越多越好，新妈妈喝红糖水不要超过 10 天，否则易使恶露增多，导致慢性失血性贫血，进而影响子宫恢复和新妈妈的身体健康。

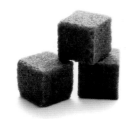

适合新妈妈的红糖吃法有很多，如红糖水、红糖小米粥等

❖ 多吃优质蛋白

新妈妈可以花费更长的时间看护宝宝的同时，体力消耗也会相应增加，加之伤口还未完全愈合，需要补充优质蛋白质，如鱼类、虾类、蛋类、豆制品。家人要增加新妈妈食物的多样性，变换食物的烹调手法，防止新妈妈出现厌食的情况。新妈妈早餐可以吃些鲜咸口味的食物，如皮蛋瘦肉粥等。

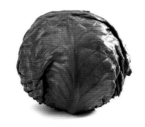

紫甘蓝的梗不宜炒食，但可做蔬菜汤的汤底

❖ 多吃含钙的食物

新妈妈如果感觉浑身没劲，懒洋洋得提不起精神，就需要多摄入一些含钙的食物，如海米、芝麻、西蓝花及紫甘蓝等。

❖ 忌吃寒凉食物

新妈妈脾胃虚弱，忌吃寒凉食物。这个"寒凉"不仅包括我们所说的温度冰冷的食物，如冰激凌等，还包括寒性食物，如螃蟹、枇杷等。

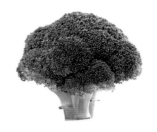

用淡盐水浸泡一下生西蓝花，可除药、驱虫

❖ 避免摄入容易引起过敏的食物

产后第 7 天，没有那么多烦心的事情后，新妈妈的精神也开始恢复，胃口也好起来了。宝宝胃口也很好，吃得更多了。

这时新妈妈更要注意饮食，产前没有吃过的东西，月子里也尽量不要吃，以免出现过敏反应，如全身瘙痒、心慌、气喘、腹痛等。新妈妈可以多吃些奶类、鱼类、彻底煮熟的蛋类等。

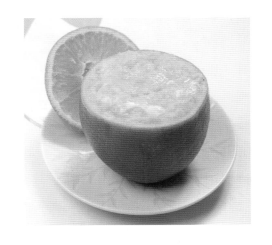

顺产妈妈一日食谱

餐次	食谱
早餐（7:00—8:00）	番茄鸡蛋面、板栗烧白菜
加餐（10:00 前后）	苹果
午餐（12:00—12:30）	米饭、蒜蓉西蓝花、莲子猪肚汤
加餐（15:30 前后）	蛋糕
晚餐（18:00—19:30）	红豆黑米粥、肉片炒香菇
加餐（21:30 前后）	三丁豆腐羹

剖宫产妈妈一日食谱

餐次	食谱
早餐（7:00—8:00）	皮蛋瘦肉粥、牛奶馒头
加餐（10:00 前后）	蛋糕
午餐（12:00—12:30）	番茄鸡蛋面、莲子猪肚汤
加餐（15:30 前后）	桂圆莲子羹
晚餐（18:00—19:30）	海米炒黄瓜、鲫鱼豆腐汤、荞麦面
加餐（21:30 前后）	黑米红枣粥

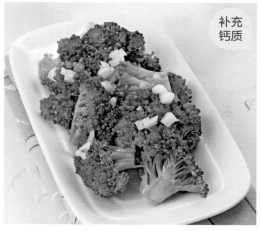

补充钙质

蒜蓉西蓝花

材料　西蓝花 300 克，蒜蓉 20 克。

调料　盐、白糖各 5 克，水淀粉、植物油各适量，香油少许。

做法

1　西蓝花洗净，去柄，掰成小块。

2　锅置火上，倒入清水烧沸，将西蓝花下锅焯一下捞出。

3　锅内放植物油烧热，将蒜蓉下锅爆香，倒入西蓝花翻炒至熟，加盐、白糖，用水淀粉勾芡，淋上香油调味即可。

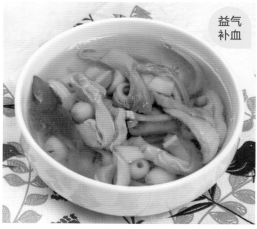

益气补血

莲子猪肚汤

材料　猪肚 150 克，去心莲子 5 克。

调料　葱段、姜片各 5 克，盐 2 克，料酒、植物油、白糖各适量。

做法

1　猪肚洗净，切片；去心莲子洗净，泡软。

2　锅内倒植物油烧热，下葱段、姜片炒香，加入适量热水，下莲子煮 0.5 小时，下猪肚片，加盐、白糖、料酒调味，煮至再次开锅即可。

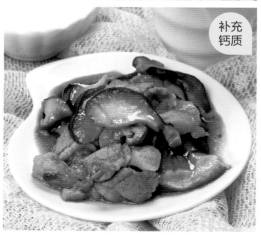

补充钙质

肉片炒香菇

材料　鲜香菇 200 克，猪五花肉 100 克。

调料　植物油适量，淀粉、酱油各 10 克，盐 2 克。

做法

1　鲜香菇洗净、去蒂、切片；猪五花肉切片，用盐、淀粉、酱油腌渍 15 分钟。

2　锅内倒植物油烧热，放猪肉片炒变色，盛出。

3　锅中放入香菇片，加盐、酱油、少量水炖 3 分钟，将熟时放入肉片翻炒即可。

三丁豆腐羹

材料 豆腐 200 克，鸡胸肉、番茄、鲜豌豆各 50 克。

调料 盐 2 克，香油少许。

做法

1 豆腐洗净，切丁，在沸水中煮 1 分钟；鸡胸肉洗净，切丁；番茄洗净，去皮，切丁；鲜豌豆洗净。

2 将豆腐丁、鸡胸肉丁、番茄丁、鲜豌豆放入锅中，大火煮沸后，转小火煮 10 分钟，加盐调味，淋上香油即可。

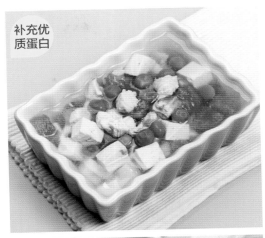

补充优质蛋白

皮蛋瘦肉粥

材料 大米 100 克，皮蛋 70 克，里脊肉 50 克。

调料 葱花、姜丝各 5 克，盐 2 克。

做法

1 大米淘洗干净；皮蛋去壳，切丁；里脊肉放入沸水锅中焯烫，捞出，切丁。

2 大米放入锅中，加适量清水，大火烧开后，转小火熬煮成稀粥。

3 往锅中放皮蛋丁、里脊肉丁煮至黏稠，加葱花、姜丝、盐煮至入味即可。

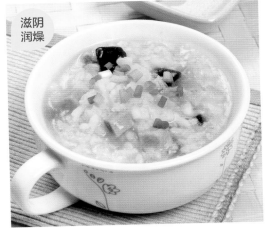

滋阴润燥

桂圆莲子羹

材料 莲子、桂圆肉各 30 克，红枣 20 克。

调料 冰糖适量。

做法

1 莲子洗净，浸泡，去心；桂圆肉洗净；红枣洗净，去核。

2 莲子、桂圆肉、红枣一同放入砂锅，加适量水，小火炖至莲子熟烂，加冰糖煮至化开即可。

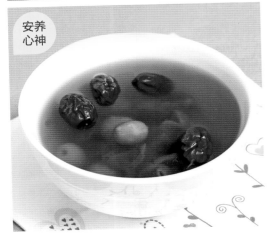

安养心神

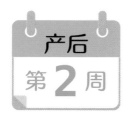

调理脏器，促进身体恢复

新妈妈的这些身体变化是正常的

❖ 乳房

宝宝的粮仓——乳房的保健很重要。新妈妈清洁乳房和乳头时不需要用香皂、沐浴液等洗护用品，只需用清水冲洗。因为哺乳期间，新妈妈的乳头会自然分泌一种能抑制细菌滋生的物质，而使用洗护用品会导致乳头干燥。

❖ 子宫

新妈妈的子宫位置在产后第2周会继续下降，并逐渐下降到盆腔中；子宫本身也在变小，大约会缩至棒球大小。

❖ 肠胃

这周，新妈妈的肠胃已经慢慢适应产后的状况，但对油腻的汤水和食物还是不太适应。新妈妈可以荤素搭配，慢慢增强肠胃功能。

❖ 恶露

这周排出的恶露会明显减少，颜色会由暗红色变成浅红色，有点儿血腥味，但是不臭，到了后半周还有转白的趋向。新妈妈要留心恶露的排出量、颜色及气味的变化，以便掌握子宫的恢复情况。

❖ 伤口及疼痛

会阴侧切和剖宫产的伤口在这周还会隐隐作痛。新妈妈下床走动、移动时还会有撕裂的感觉，但是痛感没有第1周时强烈。

❖ 妊娠纹

此时，新妈妈的妊娠纹还是比较明显。做些腹部按摩，有助于淡化妊娠纹、恢复子宫。

马大夫告诉你新妈妈应注意什么

❖ 合理安排自己的生活

因为一直躺着也会很累，所以新妈妈空闲时可以起来活动一会儿。新妈妈可以照顾一下宝宝，其他的事情还是要让家人打理，这样有利于新妈妈更好地休息和恢复身体。此外，新妈妈也可以合理安排自己的生活了，如做些适合自己身体状况的安全运动。

❖ 合理清洗乳头

新妈妈如果出现乳头干燥的情况，可以擦拭一些乳头保护霜来缓解不适。因为哺乳时宝宝会把药膏吃进肚子，所以新妈妈要选择质量有保证的乳头保护霜。新妈妈每次哺乳后都将乳汁涂抹在乳头上也能起到保护乳头的作用。

❖ 剖宫产妈妈要保持伤口洁净

剖宫产妈妈在术后 2 周内都要避免弄湿腹部的伤口，所以此时的新妈妈不宜淋浴或盆浴，可以擦浴。伤口愈合得好的新妈妈在产后第 3 周就可以淋浴了。不过恶露没有排净之前，顺产或剖宫产的新妈妈都要禁止盆浴。

❖ 奶阵来了要及时喂奶

奶阵是指新妈妈在哺乳期突然感到乳房隐约膨胀并伴有轻微胀痛，乳汁随后便呈喷射状或快速滴水状流出的情况。形象地说，当宝宝吸奶或新妈妈挤奶时，乳房有像轻微触电似的酥麻感，就说明奶阵来了，此时乳汁充盈，即使原本已经被吸得差不多的乳汁也会突然变得多起来，且乳房摸起来会比之前硬。

奶阵来了要及时给宝宝喂奶。一般 2~3 次奶阵后，乳房才会基本排空，恢复软软的状态。奶阵来了说明乳房又产奶了，如果不让宝宝吃掉，也不挤掉，乳汁就会越来越少。

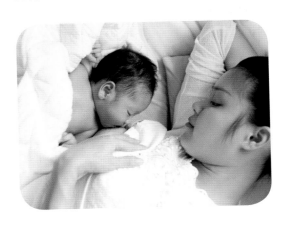

❖ 刺激奶阵的方法

刺激奶阵其实就是刺激乳头。一般来说，宝宝吸吮乳头就是在刺激乳头。但有些宝宝的吸吮能力较弱，新妈妈的乳汁又少，这就需要人为地刺激奶阵。其具体方法如下。

1. 洗净双手，全身放松地坐着，深呼吸，慢慢吐气。

2. 双手张开，拇指放在乳房上方，其余四指呈"C"状放在乳房下方，左右旋转乳头，食指不时地触碰乳头最前端的敏感处，闭上眼睛，想象宝宝正在吸吮乳头，直到感觉乳房突然有了微微酥麻感。

如果奶流过急，新妈妈可用食指和中指一起夹住乳晕上下部位来减缓其流速，避免宝宝呛咳。

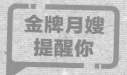

金牌月嫂
提醒你

乳头皲裂初期抹点儿乳汁

实际上，没有什么比新妈妈的乳汁更能有效地解决乳头皲裂的问题了。如果乳头皲裂得不严重，新妈妈可以在喂奶后挤点儿乳汁涂抹在乳头上面，省钱又安全。

洗澡时的注意事项

伤口完全愈合后，新妈妈就可以淋浴了。产后洗澡讲究"冬防寒、夏防暑、春秋防风"。夏天浴室保持常温即可，冬天浴室宜暖和、无风。洗澡水温宜保持在35~37℃。每次洗澡的时间不宜过长，以10分钟左右为宜。洗完澡后要尽快擦干身上的水，换上干爽的衣服后再出浴室，避免身体着凉。

改善乳房胀痛的方法

月子期间，很多新妈妈会遇到乳房胀痛的情况，可以采取按摩的方法进行缓解：先做热敷，一只手拖住乳房，另一只手沿乳房根部—乳头方向按摩，双手交替反复进行，并轻轻拍打、抖动，直至胀痛的乳房变得柔软无硬结、乳汁通畅。

李大夫告诉你新妈妈应怎么吃

❖ 吃些养腰固肾的食物

本周新妈妈身体恢复的重点包括腰骨复原、骨盆腔复旧，同时要预防腰酸背痛。中医素有"以形补形"的食疗理论，所以此时的新妈妈应多吃"腰"类食物，如猪腰、羊腰等，强腰固肾，帮助内脏和骨盆腔收缩，减轻腰酸背痛的症状；还可以吃点补肾的食物，如枸杞、山药、茯苓等。养腰固肾的食物有茯苓糕、山药枸杞粥等。

❖ 喝催乳汤有利于下奶

很多新妈妈已经开始喝催乳汤，但是喝催乳汤要循序渐进，不可急躁，因为在这一周新妈妈的乳腺管还不够通畅，大量食用油腻的催乳汤可能会引起上火或者乳腺发炎。选对合适的催乳汤非常重要。

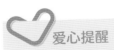

爱心提醒

催乳汤的食用量要因人而异。身体健壮、初乳分泌量较多的新妈妈可以少喝些催乳汤，以免乳房过度充盈而引起不适。如果新妈妈的身体情况比较差，乳汁分泌量较少，就可以多喝些催乳汤。

颇适宜做催乳汤的食物： 猪蹄、乌鸡、鱼、蛋、红豆、芝麻、银耳、核桃、玉米等。

常用的催乳食谱： 花生猪蹄汤、鱼头豆腐汤、海带豆腐汤、酒酿蛋汤、黑芝麻花生粥、核桃枸杞紫米粥等。

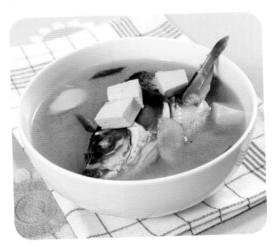

❖ 一定要按时吃早餐

按时吃早餐且吃好早餐对新妈妈来说是非常重要的。因为经过一夜的睡眠，新妈妈体内的营养已经消失殆尽，血糖浓度较低，如果不能及时补充碳水化合物，就会出现头昏心慌、四肢无力、精神不振等症状。况且，哺乳需要新妈妈拥有更多的营养和体力，所以，这时的早餐应该比平时更丰富。

❖ 吃肉又喝汤更滋补

鸡汤、鱼汤、排骨汤等富含易于人体吸收的蛋白质、维生素、矿物质，而且味道鲜美，可刺激胃液分泌，增进食欲，还可促进乳汁分泌。此外，这些汤里的肉类经过加工已经非常软烂，容易消化，所以新妈妈应以吃汤中的肉为主，适当喝一些汤。

❖ 不能吃过多的盐

吃过多的盐可能会导致尿潴留，加重水肿症状。因此，新妈妈的饮食一定要清淡。

❖ 有些新妈妈不能大量喝汤饮

出现水肿的新妈妈不宜摄入过多汤水，以免加重水肿症状。另外，新妈妈也不要摄入过多的催乳汤，否则不仅可能加重水肿症状，还可能引起乳房肿胀。

❖ 不能用营养补充剂代替食物

有些新妈妈会用营养补充剂代替正常的饭菜，这是不科学的。新妈妈应该遵循"药补不如食补"的原则，科学饮食，注意食物摄取的多样化，以保证均衡的营养。这样也有利于乳汁的分泌和身体的恢复。

❖ 吃些能促进身体恢复的食物

小米、玉米、薏米都是营养丰富的粗粮，而且富含膳食纤维，但不能代替精粮。水果中的微量元素含量较多，可提高免疫力，加快新陈代谢，解毒利尿，对新妈妈的产后恢复十分有益。

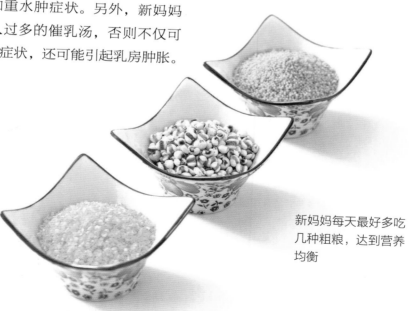

新妈妈每天最好多吃几种粗粮，达到营养均衡

新妈妈食谱推荐：产后第2周

时间	早餐	加餐	午餐	加餐	晚餐	加餐
周一	小米南瓜粥 黑木耳腰花玉米	茯苓糕 牛奶	花卷 番茄炒菜花 莲藕排骨汤	苹果	黑米红枣粥 牛奶蒸蛋 海带豆腐汤	芋头
周二	扁豆焖面 家常炒山药	冰糖 莲子羹	二米饭 蒜蓉菠菜 花生猪蹄汤	牛奶	鸡蛋炒饭 排骨蔬菜汤	参竹 银耳汤
周三	核桃枸杞紫米粥 麻油猪腰	牛奶 蒸蛋	阳春面 京酱肉丝 清蒸冬瓜汤	香蕉	小米红豆粥 馒头 排骨栗子汤	小米粥
周四	玉米面发糕 鱼头豆腐汤	桂圆 莲子羹	八宝饭 菠菜炒猪肝 木瓜鲫鱼汤	蒸南瓜	阳春面 麻油猪腰	牛奶 蒸蛋
周五	黑芝麻花生粥 鱼香茄子	肉夹馍	南瓜薏米饭 小炒黑木耳 桑葚汤	牛奶 小米粥	山药八宝饭 糖醋藕片 番茄冬瓜排骨汤	紫薯
周六	猪腰大米粥 毛豆炒丝瓜	燕麦 牛奶糊	大米饭 熘腰花 肉末海带丝 鲫鱼豆腐汤	山药 枸杞粥	皮蛋瘦肉粥 花卷 肉炒芦笋 山药乌鸡汤	开心果
周日	香菇胡萝卜面 清蒸冬瓜排骨	牛奶	虾肉水饺 肉炒芦笋 当归鲫鱼汤	黄瓜	米饭 肉末海带丝 花生红枣鸡汤	圣女果

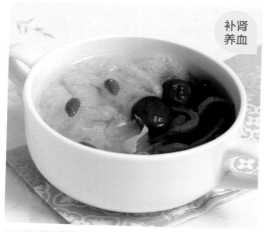

补肾
养血

参竹银耳汤

材料 海参 50 克，红枣、银耳各 20 克，竹荪、枸杞各 10 克。

调料 盐 1 克。

做法

1 海参、竹荪用清水泡发洗净，切丝；红枣去核，洗净，微泡；银耳泡发，去蒂，洗净，撕成小朵。

2 锅中倒适量清水，放银耳、海参丝，大火煮沸改小火煮 20 分钟，加枸杞、红枣、竹荪丝煮 10 分钟，加盐调味即可。

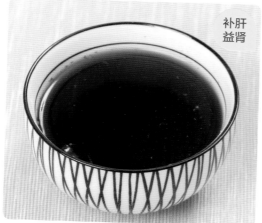

补肝
益肾

桑葚汤

材料 桑葚 30 克，桂圆肉 15 克。

调料 蜂蜜适量。

做法

1 桑葚、桂圆肉洗净，一同倒入砂锅中，加 500 毫升的清水。

2 砂锅置火上，大火烧开后转小火煮 30 分钟，去渣取汁，晾至温热时加入蜂蜜搅拌均匀即可。

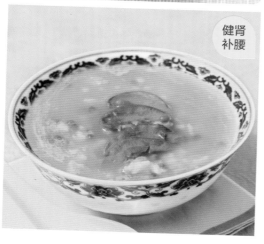

健肾
补腰

猪腰大米粥

材料 大米 100 克，新鲜猪腰 50 克，绿豆 20 克。

调料 盐适量。

做法

1 新鲜猪腰洗净，切片，汆水；大米、绿豆淘洗干净，绿豆浸泡 4 小时。

2 锅内倒清水大火烧开，放大米、绿豆一起煮沸，转小火慢熬至绿豆将熟时，放入猪腰片煮熟，加盐调味即可。

熘腰花

材料 猪腰花 300 克。

调料 葱花、姜末、酱油、料酒、水淀粉
各 5 克，盐 3 克，植物油、香油各
适量。

做法

1 用酱油、盐、水淀粉和清水兑出料汁。

2 猪腰花焯烫打卷成花状，捞出沥干。

3 锅内倒植物油烧热，爆香葱花、姜末，再
放猪腰花卷、料酒翻炒，倒料汁，淋香油
即可。

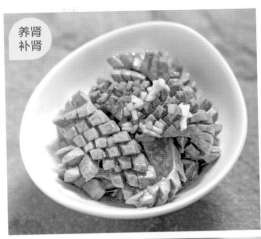

养肾
补肾

虾肉水饺

材料 饺子皮 200 克，五花肉 100 克，冬
笋末 70 克，虾仁碎 50 克。

调料 香油 8 克，盐、植物油各适量。

做法

1 五花肉剁碎，与虾仁碎搅拌成馅，加凉
水搅打上劲，加盐、植物油继续搅打，
最后加香油、冬笋末拌成馅。

2 用饺子皮包上馅料制成饺子生坯。

3 将饺子放入沸水中，饺子浮起后再煮约
2 分钟，开锅加入少许冷水，煮熟即可。

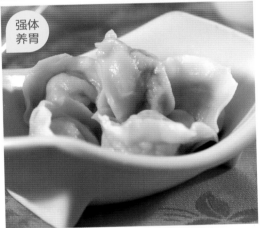

强体
养胃

花生红枣鸡汤

材料 净鸡 250 克，净水发冬菇 50 克，
花生仁 25 克，红枣 10 克。

调料 葱段、姜片各 5 克，盐 3 克，料酒、
植物油各适量。

做法

1 净鸡用老抽、盐腌 10 分钟，再煎至皮
呈黄色。

3 锅内倒植物油烧热，爆香葱段、姜片，放
鸡肉、花生仁、冬菇、红枣，加料酒、适量
清水，慢火炖 1 小时，加盐调味即可。

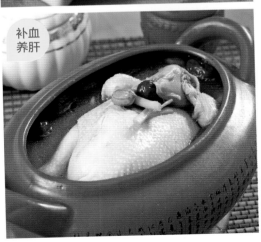

补血
养肝

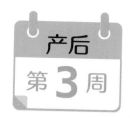

药食同补，促进身体恢复

新妈妈的这些身体变化是正常的

❖ 乳房

这时，新妈妈的乳房开始变得饱满，肿胀感慢慢减退，浓稠的乳汁渐渐清淡起来，偶尔也会有乳汁外溢的现象。

❖ 子宫

新妈妈的子宫已经缩回骨盆内，更可喜的是子宫内的积血也快完全排尽。要加速子宫恢复，新妈妈可以做子宫复原操，还可以适时做提肛运动。

❖ 肠胃

新妈妈的食欲已基本恢复到产前状态，且经常有饥饿的感觉。通过前两周的调整和进补，新妈妈的肠胃也已经适应少食多餐、以汤水为主的饮食。

❖ 恶露

本周恶露是白色的。需要特别提醒的是，新妈妈不要认为恶露已尽，也不要轻视会阴的清洗和保护，因为白色恶露的排出还会持续 1~2 周。

❖ 伤口及疼痛

顺产妈妈的会阴侧切伤口已经没有明显的疼痛感。剖宫产妈妈的伤口还会偶尔出现疼痛感，但只要不是持续的疼痛，没有分泌物从伤口处流出，基本上再过两周就可以完全愈合了。

❖ 妊娠纹

有妊娠纹的新妈妈，会发现妊娠纹变淡了一些。

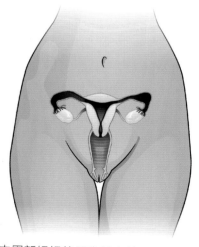

本周新妈妈的子宫基本缩回骨盆内，否则，新妈妈就要及时就医

马大夫告诉你新妈妈应注意什么

❖ 容易多愁善感的调节方法

新妈妈会发觉自己变得有些脆弱，如失眠、易怒、情绪多变，甚至经常哭泣。如果这种情况持续 2～3 周，新妈妈就可能患上了产后抑郁。新妈妈有必要了解一些心理学知识和心理治疗方法，以及时调整和改善自己的情绪。

焦点转移法	即使新妈妈在月子里遇到不愉快的事，甚至棘手的事，也尽量不要把主要精力放在担心或处理这些事上。因为新妈妈越想不愉快的事，就越容易钻牛角尖，心情会更加低落，最终陷入情绪的恶性循环怪圈，无法自拔
主动求助法	新妈妈内心会有一种无助的感觉，这种无助感可能是幼年被忽略的阴影的再现。实际上，这也是新妈妈希望获得他人关注的一种信号，所以，新妈妈可以主动寻求和接受别人的关注
放松充电法	月子里，新妈妈不要时时刻刻关注宝宝而忽略了自己，可以将宝宝交给家人照料，适当调节一下自己的生活内容，给自己放个小假，可以是一两个小时，也可以是半天。自我放松和适度充电，可以避免和减少心理透支，维持情绪的稳定
运动调整法	新妈妈不适合做剧烈运动，但可以适当做一些轻运动，如深呼吸、散步、打坐、冥想等
倾诉宣泄法	新妈妈感觉压抑时，可以找好友或亲人倾诉，尽情宣泄心中的郁闷
角色交换法	新妈妈虽然已为人母，但仍是丈夫的娇妻、父母的乖女儿，所以给自己换个角色，仍可以继续享受娇妻、乖女儿的快乐
自我实现法	生儿育女是女性自我实现的一种方式，但不是唯一的方式。新妈妈可以利用休产假的机会学习或培养兴趣爱好，产假结束后就可以以全新的面貌出现在众人面前
自我鼓励法	学会自我欣赏，多发现自己的优点，多看事物好的一面，也有利于消除产后压抑的情绪
食疗法	在月子里吃的补品其实很容易让新妈妈变得心烦气躁、失眠焦虑，严重时还会上火。家人可以给新妈妈准备一些清淡食物。多吃新鲜蔬果，多喝温开水，利于新妈妈由内而外地调整身心状态

❖ 巧妙应对产后失眠

　　生完宝宝后，很多新妈妈会因为过于担心宝宝的健康而失眠。为此，新妈妈可以多吃些富含维生素的绿色蔬菜，每晚用温水泡泡脚，睡前喝杯温牛奶，适时调整好自己的心情。此外，多晒太阳、多与家人沟通等，也有利于新妈妈释放负面情绪，减轻压力。

金牌月嫂提醒你

怎样轻松挤出宝宝吃不完的母乳

　　1. 彻底清洗双手。

　　2. 坐或站均可（以自己感到舒服为准）。

　　3. 将容器靠近乳房，用拇指及食指向胸壁方向轻轻下压（不可压得太深，否则易引起乳腺管阻塞，压力应作用在拇指及食指同乳晕下方的乳房组织上，也就是说，必须压在乳晕下方的输乳窦上），反复一压一放（本操作不应引起疼痛，否则说明方法不挤出乳汁）。

　　4. 按照同样的方法从各个方向压放乳晕，要将乳房内每一个输乳窦的乳汁都挤出来（不要挤压乳头，因为压或按乳头不会挤出乳汁）。

　　5. 一侧乳房至少压放3~5分钟，待乳汁少了，就可压放另一侧乳房。如此反复数次。

新爸爸应怎样哄宝宝睡觉

　　宝宝吃饱后，新爸爸可以用柔和的语调哄宝宝睡觉，也可以给宝宝唱一首优美的摇篮曲，但不要过分逗宝宝，以免宝宝因为太兴奋而睡不着。

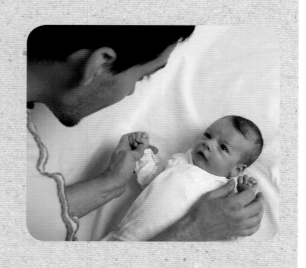

李大夫告诉你新妈妈应怎么吃

❖ 月子里常用的药食两用的食材

新妈妈除了用常见食物进行滋补外，还可以在煲汤时添加一些中药来增强滋补效果。不同中药的药性各不相同，新妈妈在选材时必须知道所选药材的药性，最好选择药食两用的食材。

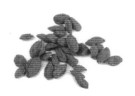

枸杞

枸杞具有补养肝肾、益精明目、润肺止咳的功效。

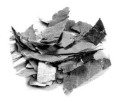

荷叶

荷叶能清暑利湿、止血利水。

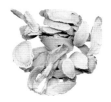

黄芪

黄芪能气血双补。

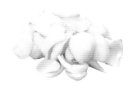

百合

百合能润肺止咳、清心安神。

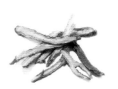

当归

当归具有补血、活血、调经的功效。

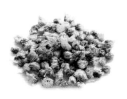

菊花

菊花能润肺止咳、清心安神。

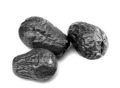

红枣

红枣具有补中益气、养血安神、缓和药性的功效。

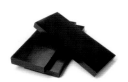

阿胶

阿胶能补血、止血、养血，滋阴润燥。

❖ 补充蛋白质的饮食要点

新妈妈多吃鸡、鱼等富含蛋白质的食物，可以促进伤口愈合，加速身体恢复。其实蛋白质的食物来源除了这些动物蛋白外，还包括一些植物蛋白，如谷类、豆类、坚果类等。新妈妈补充蛋白质时要注意以下事项。

1. 蛋白质摄入量要足够。新妈妈需要摄入充足的蛋白质，每天推荐的摄入量是 80 克。

2. 要选择优质蛋白质。一般来说，鱼虾类的蛋白质优于肉类的蛋白质，而肉类中白肉的蛋白质比红肉的蛋白质好。新妈妈应选择纯天然的食物，避免吃用激素喂养的动物肉。

3. 蛋白质的摄入要均衡。新妈妈除了吃些富含优质蛋白质的鱼虾、牛奶等，还要吃些富含植物蛋白的豆类、谷类。充分利用食物的互补性，只要方法正确，新妈妈不管是吃荤或吃素都能保证身体摄入足够的蛋白质。

❖ 适当吃些能滋阴补血的食物

新妈妈一定要合理膳食，保证营养均衡，摄取足够的造血原料，尤其是蛋白质、维生素、铁等。动物肝脏、瘦肉是补铁的上好选择。蛋类、豆制品、红枣、桂圆也是哺乳期新妈妈不可缺少的食物。新鲜蔬果中的维生素 C 可以使植物性食物中铁的吸收率提高 2~3 倍。

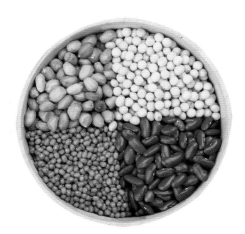

豆类中的蛋白质含量为 35%~40%，除蛋氨酸外，其余必需氨基酸的组成和比例与动物蛋白相似，且富含谷类蛋白质缺乏的赖氨酸，是与谷类蛋白质互补的天然理想食品

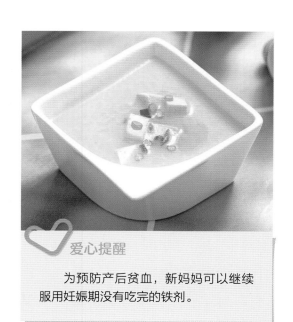

爱心提醒

为预防产后贫血，新妈妈可以继续服用妊娠期没有吃完的铁剂。

新妈妈食谱推荐：产后第 3 周

时间	早餐	加餐	午餐	加餐	晚餐	加餐
周一	鸡汤面 海米冬瓜	玉米面 发糕	红薯蒸饭 酱爆肉丁 参竹银耳汤	香菇 鸡蛋羹	馒头 莲藕排骨汤 蒜蓉菠菜	猪血 大米粥
周二	小笼包 小米粥 清蒸冬瓜球	香蕉	牛奶馒头 枸杞香菇蒸白鳝 百合绿豆汤	生菜 豆浆	山药八宝饭 萝卜丝鲫鱼汤 肉片炒香菇	冰糖 红枣 银耳羹
周三	羊肉胡萝卜粥 鸡蛋饼 蒜蓉西蓝花	荔枝 红豆粥	鸡蛋炒饭 红豆鲤鱼汤 洋葱炒鸡蛋	紫薯 花生糊	米饭 香菇虾仁豆腐羹 地三鲜	小米 红枣粥
周四	小米红糖粥 烧卖 山药木耳炒莴笋	胡萝卜 菠菜汁	腊味糯米饭 花生红枣鸡爪汤 肉炒芦笋	鸡蛋饼	豆角焖面 排骨栗子汤	葡萄
周五	豆浆 油条 番茄炒菜花	燕麦 牛奶	胡萝卜香菇面 家常山药 麻油猪腰	豆沙包	糙米饭 花生松仁猪蹄汤 双椒烧草菇	烧饼
周六	黑豆紫米粥 清炒土豆丝	八宝 豆浆	米饭 红枣党参牛肉汤 海带结烧豆腐	蒸南瓜	菠萝鸡饭 香菇菌片汤 麻油猪肝	圣女果
周日	菠菜枸杞粥 蒜蓉空心菜	牛奶 蒸蛋	葱花饼 木瓜鲫鱼汤 菠菜炒猪肝	玉米 燕麦糊	黑米饭 鳕鱼豆腐羹 清炒猴头菇	芒果

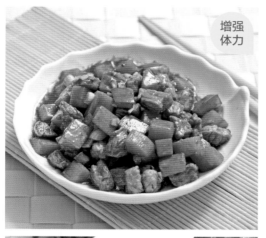

增强体力

酱爆肉丁

材料 猪瘦肉丁250克，胡萝卜丁100克，青椒丁30克。

材料 甜面酱、料酒各10克，姜末、葱末、蒜末各5克，盐、植物油各适量。

做法

1 猪瘦肉丁用料酒、葱末、姜末、蒜末、盐拌匀；胡萝卜丁放油锅炒软。

2 锅内倒植物油烧热，放肉丁炒至变色，加甜面酱煸炒，放胡萝卜丁和青椒丁炒熟，放盐调味即可。

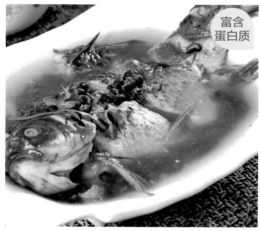

富含蛋白质

红豆鲤鱼汤

材料 鲤鱼300克，红豆50克。

调料 姜片、盐各适量，陈皮10克，草果1个。

做法

1 将鲤鱼宰杀，去鳞、鳃及内脏，洗净；红豆洗净，浸泡30分钟。

2 将鲤鱼放入锅中，加入适量水，烧开后，加入红豆及陈皮、草果、姜片，继续熬煮至豆熟，加盐调味即可。

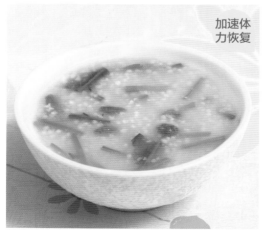

加速体力恢复

菠菜枸杞粥

材料 菠菜、小米各100克，枸杞15克。

做法

1 菠菜择洗干净，氽水捞出，切小段；小米、枸杞洗净。

2 砂锅置火上，倒入适量清水烧开，放入小米，大火煮沸后改用小火熬煮15分钟，放入枸杞煮至小米软烂，下入菠菜段搅匀煮沸即可。

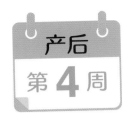

产后 第4周

膳食多样，补充宝宝的"粮仓"

新妈妈的这些身体变化是正常的

❖ 子宫

新妈妈的子宫大体复原了，本周新妈妈应该坚持做产褥操，以促进子宫、腹肌、阴道、盆底肌的快速恢复。

❖ 肠胃

经过前3周的调理，新妈妈的肠胃功能逐渐恢复正常，可以适当增加一些营养，但是仍然不要吃得过多，以免给肠胃造成负担。

❖ 乳房

本周新妈妈的乳汁分泌量有所增加，但也容易出现急性乳腺炎。急性乳腺炎是发生在乳房部位的急性化脓性疾病，主要表现有患者乳房红、肿、热、痛，局部肿块、脓肿形成，体温升高。急性乳腺炎是月子里的常见病，症状轻的新妈妈可以继续哺乳，但要采取积极措施促使乳汁排出，或者局部冰敷，减少乳汁分泌。症状严重的新妈妈必须就医。

急性乳腺炎应以预防为主：保持乳头洁净；养成良好的哺乳习惯，每次哺乳都让宝宝尽量将乳汁吸尽，或者自己将最后的乳汁挤出；不能让宝宝含着乳头睡觉；乳头破损时要停止哺乳，待伤口愈合后再行哺乳，其间可用吸乳器吸出乳汁并保存好供宝宝食用。新妈妈一定要稳住情绪，勤给宝宝喂奶。

❖ 恶露

白色的恶露会在本周基本排干净，但新妈妈也要注意会阴部位的清洁，勤换内裤。

❖ 伤口及疼痛

剖宫产妈妈的伤口在这个时候开始出现瘢痕增生，局部会发红、发紫、变硬，且表面突出。这种情况会持续半年左右，之后瘢痕会慢慢变平、变软、变淡。

起初，剖宫产妈妈为了保护伤口而不敢直背，时间久了会引起背部不适。此时，新妈妈可放心大胆地端正坐姿，加强肩背肌肉的锻炼了。

马大夫告诉你新妈妈应注意什么

❖ 感冒后是否可以继续给宝宝喂奶

如果感冒是因为着凉而且情况不是很严重，新妈妈可以多喝水，多休息，适当吃些维生素 C，不需要吃药。

如果感冒伴有高热，且已经严重影响进食，新妈妈就要及时就医。医生会根据病情开具相应的药物，并告知新妈妈是否需要暂停哺乳。

❖ 可以正常洗浴了

本周，新妈妈可以正常地洗浴了。但为了防止细菌侵入阴道，新妈妈应淋浴，而不要盆浴。需要注意的是，会阴部位可以用毛巾蘸些温水轻柔擦洗，且要及时擦干。

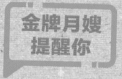

金牌月嫂
提醒你

耻骨恢复正常了

由于孕激素的影响，孕妈妈会感到耻骨疼痛。在孕晚期，这种疼痛还会加剧。产后 1 个月左右，新妈妈的耻骨恢复正常，但新妈妈仍不要走路太快，不要迈太大的步子，尽量不上下楼梯或走斜坡路，避免损伤耻骨。此外，新妈妈可以开始尝试做健身操。

会阴部已经消肿

自然分娩的新妈妈，尤其是经历会阴侧切的新妈妈，产后会感到会阴肿痛。此时，会阴部已经消肿，但新妈妈仍应尽量避免下蹲，不要提重物，也不要做任何耗损体力的家务，更不可发生性行为。

李大夫告诉你新妈妈应怎么吃

❖ 饮食营养与乳汁质量密切相关

为保证有充足、优质的乳汁，新妈妈必须摄入足量的优质蛋白质、一定量的脂肪和充足的水分。每天除了直接饮水，新妈妈还要多吃流质食物及粥类，保证每天水的总摄入量不低于 3500 毫升。乳汁分泌过少，可能是饮食中蛋白质和脂肪的供给量不足或者汤水较少造成的。

❖ 合理搭配食物能提高蛋白质营养价值

蛋白质的营养价值跟其所含的氨基酸的种类和数量有关，而把不同种类的食物合理搭配在一起就可以提高蛋白质的营养价值。例如，玉米的赖氨酸含量低、蛋氨酸含量高，黄豆的赖氨酸含量高、蛋氨酸含量低，两者同食可实现营养互补。一般来说，食物搭配的种类越多，营养价值就越高；动物性食物与植物性食物搭配对人体的作用比单纯的植物性食物搭配要好。

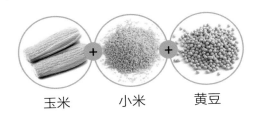

玉米 ＋ 小米 ＋ 黄豆

混合食用玉米、小米、黄豆时，人体获取的蛋白质的生物效价比单独食用它们时高。对于患有血脂异常、冠心病等疾病的新妈妈来说，素食之间的合理搭配既能保证其摄入足够的蛋白质，又能避免其因摄入肉类而出现高脂肪、高胆固醇等症状。

❖ 膳食多样化，粗、细粮搭配

新妈妈应注重营养摄入的均衡合理，每天须摄入谷类、鱼禽类、蛋类、乳类、豆类等各类食物；每天要保证进食 500 克以上的新鲜蔬果，并尽量选用绿叶蔬菜和其他有色蔬菜。此外，新妈妈摄入的主食也不能太单一，更不可只吃精米细面，应做到粗、细粮搭配。

❖ 哺乳期间及时补充水分

新妈妈在给宝宝喂奶时常会感到口渴，这是正常现象。新妈妈在哺乳期间要注意补充水分，如多喝豆浆、杏仁粉茶、果汁、原味蔬菜汤等。水分适度补充即可，也不宜过多，这样供给的乳汁才能充足且富有营养。

新妈妈食谱推荐：产后第4周

时间	早餐	加餐	午餐	加餐	晚餐	加餐
周一	牛奶小米粥 烧饼 蒜蓉西蓝花	牛奶	山药八宝饭 花生猪蹄汤 竹笋炒豆角	腰果	鸡蛋番茄面 宫保鸡丁	蛋糕
周二	黄豆豆浆 鸡蛋饼	荔枝	阳春面 土豆烧牛肉 竹荪红枣汤	蒸南瓜	二米饭 莲藕排骨汤 木瓜鲫鱼汤	糯米 莲子 山药糊
周三	花卷 鸡蛋汤 凉拌笋丝	切片 面包	菠萝鸡饭 黄豆猪蹄汤 草菇炒番茄	牛奶 燕麦糊	滑蛋牛肉粥 烧饼 竹荪金针汤 番茄冬瓜排骨汤	葡萄 柠檬汁
周四	玉米燕麦糊 香菇油菜	麻酱 烧饼	鱼香肉丝盖饭 红豆鲫鱼汤 地三鲜	红豆 大米粥	香菇胡萝卜面 酱爆鸡丁	芒果
周五	山药大米粥 牛奶馒头 双菇肉丝羹	燕麦 核桃 豆浆	黄豆薏米饭 腊八豆蒸排骨 香菇鸡汤	开口酥	蝴蝶卷 小米南瓜粥 栗子焖仔鸡	香蕉 苹果饮
周六	肉丝炒饼 紫菜蛋花汤	牛奶	扬州炒饭 鲫鱼冬瓜汤 鲜虾莴笋汤	香蕉	葱油饼 菠菜枸杞粥 家常炒山药	鸡蛋羹
周日	皮蛋瘦肉粥 酱爆黄瓜丁	紫薯 花生糊	金银卷 当归生姜羊肉汤 洋葱炒鸡蛋	蒸芋头	扁豆焖面 糖醋藕片 海带排骨汤	猪血 大米粥

黄豆猪蹄汤

材料 猪前蹄块 200 克，黄豆 50 克。

调料 香葱 5 克，盐 2 克，党参、米酒各适量。

做法

1 黄豆用水浸泡 3 小时；猪前蹄块洗净。

2 锅内倒水烧沸放入猪蹄，煮 5 分钟。

3 另置一锅，放入猪蹄、泡好的黄豆、香葱、盐、党参、米酒，加入适量清水，大火烧开后，改小火慢炖 2 小时即可。

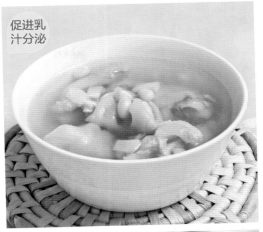

促进乳汁分泌

红豆大米粥

材料 大米 50 克，红豆 30 克。

做法

1 红豆洗净，清水浸泡 1 小时；大米淘洗干净，浸泡 30 分钟。

2 锅置火上，加入适量清水煮沸，将红豆放入锅中煮至将熟，加入大米，大火煮沸后改小火熬煮至黏稠即可。

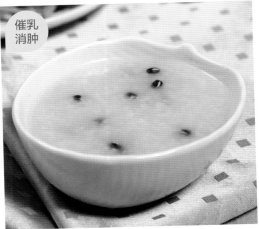

催乳消肿

鲜虾莴笋汤

材料 莴笋 250 克，鲜虾 150 克。

调料 盐 3 克，葱花、姜丝、植物油各适量。

做法

1 鲜虾洗净，剪须，剪开虾背挑去虾线，洗净；莴笋去皮和老叶，洗净，切块。

2 锅置火上，倒植物油烧热，爆香葱花、姜丝，放入鲜虾和莴笋块炒匀，加适量清水煮至鲜虾和莴笋熟透，用盐调味即可。

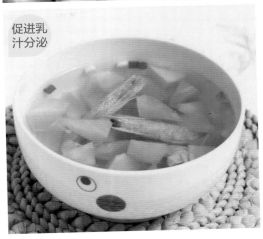

促进乳汁分泌

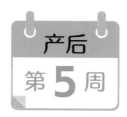

增强体质，滋补元气

新妈妈的这些身体变化是正常的

❖ 乳房

经过前 4 周的调理，本周新妈妈的乳汁分泌继续增加。此时，新妈妈要注意乳房的清洁，一定要把多余的乳汁挤出来。哺乳时，要让宝宝含住整个乳晕，而不是仅含住乳头。

❖ 子宫

到本周，自然分娩的新妈妈的子宫已经大体复原，剖宫产的新妈妈的子宫恢复得会慢一些。新妈妈要坚持做产后体操，以促进子宫、腹肌、阴道、盆底肌的恢复。

❖ 肠胃

新妈妈的肠胃功能基本恢复正常，但仍在哺乳的新妈妈依然需要控制脂肪的摄入，减轻肠胃负担。

❖ 伤口及疼痛

经历会阴侧切的新妈妈基本感觉不到疼痛了，经历剖宫产的新妈妈偶尔会感到一点儿疼痛。不过，大多数新妈妈沉浸在照顾宝宝的辛苦和幸福中，对正常疼痛的反应并不在意。

❖ 恶露

正常情况下，新妈妈的恶露已经全部排出，阴道分泌物开始正常分泌。如果这时仍有恶露排出，新妈妈就需要及时就医。

❖ 妊娠纹

有妊娠纹的新妈妈会发现本周妊娠纹的颜色更淡了，腹部松弛状况也在逐渐改善。

❖ 排尿量

由于在孕期体内滞留了大量水分，所以新妈妈在月子里的尿量会比孕前明显增加。进入本周后，随着身体的恢复，新妈妈的排尿量也恢复到正常水平。

马大夫告诉你新妈妈应注意什么

❖ 常拍足三里

常言道："拍拍足三里，胜吃老母鸡。"足三里是足阳明胃经上的穴位，位于肘膝关节附近，在外膝眼下四横指、旁开一横指处。找穴时，可以用食指第二关节沿胫骨上移，突出的胫骨粗隆下一横指处便是此穴。足三里作为胃经上的合穴，是全身经脉流注汇合的穴位。由于足三里循胃经直通胃脏，而胃经与脾经又互为表里，所以全身气血不和或阳气虚衰引起的病症，尤其是脾胃失调、消化系统的疾病，如胃痛、腹痛、腹胀、腹泻及呕吐、消化不良等，都可通过刺激足三里得到明显改善。

新妈妈每天可以用大拇指或中指用力按压两侧足三里各1次，每次每侧按压5分钟。按压足三里要按压到酸胀感较强时才会有效果。

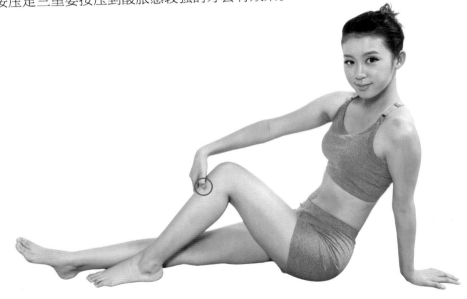

❖ 干些力所能及的家务

这周新妈妈可以独立照顾宝宝，也可以做些家务，但不能过于劳累，也不要做整理房间、大量清洗的工作，应以做饭、洗衣等简单家务为主。需要注意的是，一旦出现出血、疼痛、发热等症状，新妈妈应及时就医。

不建议满月发汗

满月发汗是指产妇在产后的第 30~42 天，利用汗蒸的方法使身体大量出汗，达到驱寒、改善身体的方法。虽然这种方法流传已久，但并没有科学依据。

发汗不当，可能会引起新妈妈中暑、脱水等，严重时可能会危及新妈妈的生命安全。保暖措施不到位，新妈妈也可能着凉，得不偿失。

可以带宝宝出去转转了

月子里不出门，不单是"传统"，更是因为考虑到新妈妈的身体尚未恢复，室内、室外温差过大容易给身体造成伤害。但如果室外温暖无风，出去呼吸新鲜的空气也是一件好事。新妈妈可以带着宝宝一起外出，这样不仅能够让宝宝开始认识这个世界，也能够让新妈妈当母亲的感觉更强烈一些。此外，外出活动还可以缓解产后抑郁。

小案例

纪云已经坐满30天的月子，有点儿郁闷，想出去转转，也想带着宝宝外出晒晒太阳。但家里老人不同意，说过了42天才能出去，这让纪云十分郁闷。后来纪云问了医生，医生说天气好的时候，做好自己和宝宝的保暖准备是可以出去的，这样既有利于新妈妈舒缓情绪、缓解郁闷，还有利于宝宝对钙质的吸收。纪云心里有谱了，外出后果然心情好了，宝宝也十分高兴。

李大夫告诉你新妈妈应怎么吃

❖ 避免饮食过于油腻

新妈妈的肠胃功能在这时已经基本恢复，但仍要以清淡、不油腻的饮食为主。毕竟分娩后的新妈妈食欲一直欠佳，这时骤然进补，会让身体难以接受，引起消化不良。

在喝汤的时候，新妈妈可以将汤里的油星撇除后再喝。摄入过多脂肪会造成产后肥胖，乳汁里的脂肪过高还会加重宝宝的肠胃负担，使其出现消化不良、腹泻等症状。因此新妈妈应该均衡饮食、荤素搭配，既要改善自身的体质，又要保证乳汁营养均衡。

❖ 食物不能过冷或过烫

新妈妈产后不宜吃生冷食物，也不宜吃过烫的食物。食物过冷会刺激胃脏，引起胃黏膜收缩，影响胃的消化功能；食物过烫，不仅会伤害牙齿，也会损伤消化道和胃黏膜，使胃黏膜的保护作用降低，严重时还会导致胃黏膜出血。

❖ 不空腹喝牛奶

新妈妈每天喝牛奶可以促进乳汁分泌，还能补充钙质，防止自己和宝宝缺钙。牛奶有养胃的功效，但凉牛奶会刺激肠胃，新妈妈要喝常温的牛奶。牛奶不宜空腹喝，新妈妈应先吃一些富含碳水化合物的食物，如馒头、面包、包子等，这样能够减少乳糖不耐受的发生。此外，牛奶与胃液能够充分发生酶解反应，使蛋白质能够很好地被消化吸收。

❖ 最好不喝茶或咖啡

新妈妈最好在坐月子期间，甚至在整个哺乳期都不要喝茶或咖啡。茶中的鞣酸会对人体产生收敛的作用，从而抑制乳汁的分泌。咖啡中含有咖啡因，宝宝通过乳汁摄入咖啡因后，容易出现肠痉挛、无故啼哭等现象。

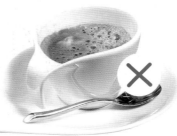

相信很多女性有喝咖啡的习惯，但是为了自己和宝宝的健康，在哺乳期结束前还是忍忍吧

新妈妈食谱推荐：产后第 5 周

时间	早餐	加餐	午餐	加餐	晚餐	加餐
周一	红薯山药豆浆 切片面包	香蕉	糙米饭 土豆烧牛肉 翡翠白玉汤	牛奶	香菇胡萝卜面 鱼香肉丝	蛋糕
周二	山药虾仁粥 蒜蓉菠菜	玉米 面发糕	花卷 枸杞香菇蒸白鳝 红枣党参牛肉汤	腰果	燕麦南瓜粥 肉炒胡萝卜丝 烧饼	芋头
周三	番茄鸡蛋挂面汤	枣糕	二米饭 栗子焖仔鸡 西蓝花浓汤	苹果	红豆大米粥 群菇炖小鸡 山药芋头汤	牛奶
周四	黑芝麻糊 蛋糕	圣女果	肉丝炒饼 虾仁炒茭白 黄豆猪蹄汤	巴旦木	番茄鸡蛋面 蒜蓉西蓝花 鲫鱼蒸蛋	黄豆 豆浆
周五	玉米汁 麻酱花卷 洋葱炒鸡蛋	蒸南瓜	三鲜饺子 清蒸冬瓜球 滑熘鱼片	橙子	大米饭 肉炒木耳 豆芽蘑菇汤	蒸红薯
周六	肉夹馍 蛋花汤	核桃仁	南瓜米饭 三色豆腐羹 黄芪牛肉煲	草莓汁	台湾卤肉饭 番茄炒鸡蛋	黑芝麻糊
周日	黑米红枣粥 玉米面发糕	黄瓜 豆浆	肉包子 蒜薹炒肉 莲子百合猪肉汤	芝麻 核桃露	大米百合粥 菜花炒肉 竹荪金针菇汤	酸奶

红薯山药豆浆

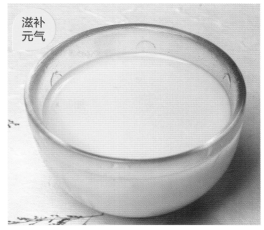

滋补元气

材料 红薯、山药各 15 克，黄豆 30 克，大米、小米、燕麦片各 10 克。

做法

1 大米、小米洗净；黄豆洗净，浸泡 4 小时；红薯、山药分别洗净，去皮，切丁。

2 将黄豆、红薯丁、山药丁、大米、小米、燕麦片倒入全自动豆浆机中，加水至上、下水位线之间，煮至豆浆机提示豆浆做好，过滤后倒入杯中即可。

山药虾仁粥

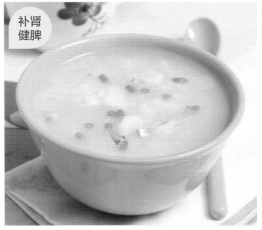

补肾健脾

材料 大米 100 克，山药 80 克，虾仁 50 克。

调料 葱花 5 克，盐 2 克。

做法

1 山药去皮，洗净，切块；大米洗净，用水泡 30 分钟；虾仁洗净，切块。

2 锅置火上，倒入适量清水大火烧开，放入大米，煮沸后加山药块，小火煮至粥将熟，加入虾仁块、盐和葱花，稍煮即可。

西蓝花浓汤

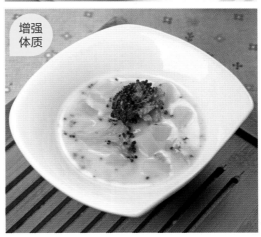

增强体质

材料 西蓝花碎 150 克，土豆丁 80 克。

调料 鲜奶酪 10 克，盐 2 克，蔬菜高汤适量。

做法

1 锅中倒入适量蔬菜高汤烧开，放土豆丁煮 15 分钟，放西蓝花碎，煮至土豆软烂时，把鲜奶酪放入汤中搅匀，加盐调味。

2 放入保留的几朵西蓝花，煮 2 分钟即可。

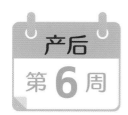

滋补养身，恢复完美状态

新妈妈的这些身体变化是正常的

❖ 乳房

哺乳期悉心呵护乳房，可以有效地防止乳房下垂。乳腺内充满乳汁，会加重乳房下垂的程度，所以新妈妈要精心挑选内衣，要选择适合乳房大小的纯棉胸罩。带宽为 2 厘米左右、肩带和罩杯竖直连接的胸罩，能有效地扶托乳房，避免乳房下垂，减轻运动和奔跑时乳房受到的震动。新妈妈应选择专门为哺乳妈妈设计的内衣，其罩杯可以打开，便于哺乳。

在产褥期，即使感觉胸闷，新妈妈也要坚持戴胸罩，这样才能有效地预防乳房下垂。

❖ 子宫

本周，新妈妈的子宫内膜已经基本复原，体积已经恢复到孕前的大小，已经无法通过抚摸被感知到。

❖ 肠胃

新妈妈的肠胃基本没有什么不适了，本周继续吃些有瘦身作用的食物，会让肠胃更轻松。

❖ 恶露

有些新妈妈已经开始来月经。哺乳会影响新妈妈产后首次月经和排卵的时间，不喂奶的新妈妈一般在产后 6~10 周出现月经，而喂奶的新妈妈普遍会延迟一段时间。

❖ 伤口及疼痛

本周，新妈妈和宝宝要一起接受身体检查。新妈妈可能会想起伤口的疼痛，这也许只是一种条件反射，不必太在意。

❖ 妊娠纹

有妊娠纹的新妈妈经过前 5 周的科学调理，妊娠纹变淡了很多，且皮肤趋于光滑、紧致，不再松弛粗糙了。

马大夫告诉你新妈妈应注意什么

❖ 慢慢恢复性生活

这时子宫颈口基本恢复闭合状态，宫颈、盆腔、阴道的伤口也基本愈合，所以原则上夫妻可以过性生活了。但部分新妈妈由于经历了分娩的疼痛，加上满腹心思都在宝宝身上，会对性生活有一些抵触。此外，由于阴道内弹性组织减少，疼痛感也会让新妈妈对性生活产生抵触。所以，产后性生活要注意节制，新爸爸要体贴新妈妈，理解新妈妈的恐惧心理，安抚好新妈妈的情绪，逐渐培养两人的亲密感觉，慢慢恢复夫妻性生活。

金牌月嫂提醒你

产后 6~8 周恢复月经

不喂奶的新妈妈的月经一般会在产后 6~8 周恢复（因人而异）。喂奶的新妈妈的产后首次排卵和月经时间会晚一些，推迟的时间也会因人而异，多数人会推迟半年，也有人在一年以后才来月经。多数人的首次月经量会比产前的月经量多，不用担心，第二次月经的月经量会变正常。

小案例

小李是在产后 6 周来的月经，不知道为啥，宝宝这时出现了消化不良的情况。这让小李很疑惑，想着要不要停止母乳喂养。但母乳是宝宝最好的营养来源，停止母乳喂养，对宝宝也是一种损失。所以，在家人的建议下，她咨询了医生。医生说产后初次来月经时，哺乳妈妈乳汁中的蛋白质含量会高些，脂肪会略少些，可能会导致宝宝出现消化不良的情况，但这是暂时的，因此，无论是经期或经期过后，都不要停止哺乳。

❖ "大姨妈"不影响喂奶

不管什么时候来，"大姨妈"都不影响喂奶。奶是由气血生化而成的，上行是乳汁，下行是经血。虽然人的气血是有限的，来"大姨妈"时，乳汁的分泌量会有所减少，但乳汁的营养成分是不会受影响的。

❖ 产后第 42 天做身体检查

新妈妈在产后第 42 天要进行身体检查，这样可以让医生准确了解新妈妈的身体恢复情况。如果发现异常，新妈妈可及时接受治疗，防止留下后遗症。有些新妈妈初为人母，忙得焦头烂额，以抽不出时间为由拒绝做检查，这是不对的，因为只有自己拥有了健康的身体，才能更好地照顾宝宝。

此外，产后检查还能给新妈妈一些关于产后身体恢复、产后营养及避孕等方面的指导。

体重

新妈妈可以在家里准备一个电子秤，随时关注自己的体重变化，及时调整饮食结构。如果发现产后体重增长过快，新妈妈就应该减少脂肪和碳水化合物的摄入，增加富含蛋白质和维生素的食物的摄入，适当调整饮食结构。如果体重下降过快，新妈妈应该查找原因，增加营养。

按时关注体重变化，并及时做出相应调整，有助于新妈妈恢复身体，并且能保证新妈妈有足够的乳汁。

测血压

孕妈妈的血压和孕前是不一样的，有些孕妈妈还会出现妊娠高血压。一般来说，产后血压会恢复到正常水平。如果产后血压没有恢复正常，新妈妈就应该及时查明原因，对症治疗。

尿常规

患有妊娠高血压及自我感觉小便不适的新妈妈，需要在产后 6 周做尿常规检查。这样，既可以了解血压是否恢复到正常水平，也能确定是否有尿路感染的情况发生。

血常规

妊娠合并贫血及产后出血的新妈妈，需要在产后 6 周复查血常规。新妈妈如果有贫血的情况，应该及时接受治疗；如果出现高热等情况，应该及时进行血常规的检查，便于确定身体有无炎症等。

盆腔器官检查

　　盆腔器官检查，是产后 6 周检查中最重要也是最能反映新妈妈产后恢复情况的项目。该检查项目包括如下几个方面。

子宫检查

　　检查子宫是否恢复正常、有无脱垂。如果子宫位置靠后，新妈妈应侧卧睡眠。另外，膝胸卧位的练习也有利于子宫位置的恢复。

阴道分泌物检查

　　主要检查分泌物的量、色、味。月子过后，恶露一般会消失。还有恶露，说明子宫恢复不良或者子宫内膜有炎症，需要接受治疗。新妈妈产后一定要到医院进行该项检查。

子宫及附件检查

　　检查子宫附件及周围组织有无炎症及包块。

伤口愈合检查

　　剖宫产妈妈应该注意检查腹部伤口的愈合情况，如腹部是否柔软、子宫和腹部伤口是否有粘连等。

会阴及阴道检查

　　自然分娩的新妈妈需要检查会阴及阴道裂伤的愈合情况，骨盆底肌肉组织张力恢复情况及阴道壁有无膨出、有无炎症等。

　　新妈妈的阴道壁肌张力会逐渐恢复，产后出现的扩张现象一般也会在 3 个月后基本消失。新妈妈生产时，阴道肌肉受到损伤的话，其恢复时间就会相对延长。

子宫颈检查

　　受分娩影响，子宫颈呈松弛、充血、水肿状态。产后 1 周左右，子宫颈的外形及内口逐渐恢复，但因为分娩挫伤，子宫颈会由未生产时的圆形变为 "–" 字形。

　　若有子宫颈异常则需要及时治疗，并在 3~4 个月后进行复查。

乳房检查

新妈妈常常会被乳房胀痛等问题困扰。乳房胀痛还会影响乳汁分泌，直接影响宝宝的健康。医生会根据新妈妈的哺乳情况检查乳腺有无红肿发炎、阻塞和硬块等情况，还会检查乳房有无乳头凹陷或分泌异常等情况。

其他内科检查

有如心脏病、肾炎等妊娠并发症的新妈妈，应到相应科室进行检查。

避孕指导

这是产后复查中的特殊项目。新妈妈产后初次排卵和来月经的时间有些差别。不喂奶的新妈妈一般会在产后6~8周来月经、产后10周左右恢复排卵，所以来月经不代表恢复排卵，但是也有不来月经就排卵的情况。

哺乳期并非安全期，新妈妈应该采取有效的避孕措施。此时怀孕对处于恢复期的身体极为不利。新妈妈可以利用这次检查向医生进行咨询，然后选择适合自己的避孕方式。

金牌月嫂提醒你

高龄新妈妈需要特别静养

高龄新妈妈需要特别静养，不是指她们在刚生完宝宝时需要静养，而是说她们在产后的42天里都要在安静、空气流通的地方静养，不要过早操劳家务。

对于顺产的高龄新妈妈来说，一旦出现慢性咳嗽，就一定要及时接受治疗。因为产后盆腔韧带松弛、盆底肌肉受伤，用力咳嗽会造成子宫脱垂、膀胱膨出及直肠膨出，严重时甚至会引起小便失禁。为了盆底肌肉得到较快恢复，新妈妈应坚持做保健操，包括吸气、屏气、缩肛运动。

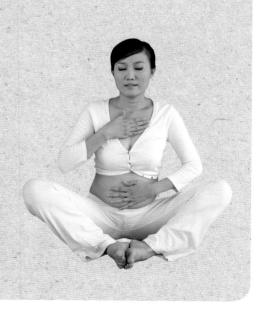

李大夫告诉你新妈妈应怎么吃

❖ 多吃富含铁元素的食物

铁是构成血红素的主要成分之一，因此新妈妈的膳食中必须包括富含铁元素的食物，如动物肝脏、动物血、海带、芝麻、黑豆等。

❖ 效果好的补血养颜食疗方

美白、滋养肌肤	黑豆 50 克，煮熟煮软，加入柠檬片，再稍煮即可。每天或隔天服一次。因黑豆能补肾阴，柠檬能健脾、美白肌肤，故此方能起到滋养肌肤的作用
滋养肌肤、生发乌发	核桃仁与炒热的黑芝麻捣成细末，每天早晚用温开水冲服 1 匙
补血、润肤、养颜	黑芝麻、黄豆、花生仁、松子仁、核桃仁分别炒至香熟，捣烂后混合，每天加糖用开水冲服 2 匙
润肤、美白、黑发、固齿	核桃仁和大米各适量，共煮粥，可常服
养血、乌发、驻颜	新鲜桑葚及黑芝麻粉、白糖各适量，糯米 50 克，共煮粥服用；党参、红枣各 15 颗，煨汤代茶饮；麦芽糖 60 克、红枣 20 颗，加适量水炖煮食用。（均为每天 1 次）
补血养阴、温肾养颜	枸杞 20 克、红枣 8 颗煮汤；加 1~2 个煮熟后剥壳的鸡蛋，吃蛋饮汤。（均为每天 1 次）

巧用药膳调养身体

月子期间适当调补，不仅是为了让新妈妈的身体状态恢复到产前水平，也是为以后的身体健康打下良好的基础。毕竟身体是革命的本钱，无论工作、学习，还是照看宝宝，都需要新妈妈拥有良好的身体素质。新妈妈可适当食用药膳来调养身体、补气补血，最好选用药食两用的药材（如黄芪、当归、阿胶、枸杞等）入汤、入粥、入菜。

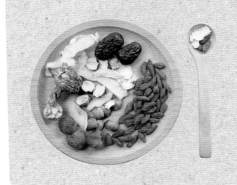

新妈妈食谱推荐：产后第 6 周

时间	早餐	加餐	午餐	加餐	晚餐	加餐
周一	薏米百合红枣粥 玉米面发糕	牛奶	豆角焖面 鱼香肉丝 翡翠白玉汤	腰果	蛋炒饭 菌菇炖小鸡 菠菜猪血汤	大枣
周二	小笼包 蛋花汤	枣糕	黄豆糙米饭 香菇西蓝花 滑熘鱼片	苹果	番茄鸡蛋面 蒜薹炒肉 清蒸冬瓜球	切片 面包
周三	黑芝麻糊 蛋糕	黄豆豆浆	酸菜饺子 番茄炖豆腐 黄豆猪蹄汤	杏仁	二米饭 菜花炒肉 丝瓜蛋花汤	酸奶
周四	豆皮汤 小包子	圣女果	土豆丝盖饭 滑熘鱼片 红烧冬瓜	黄瓜	黑豆紫米粥 土豆烧牛肉 莲子猪肚汤	玉米汁
周五	牛奶 烧饼	樱桃	素炒饼丝 虾仁炒茭白 素炒胡萝卜丝	巴旦木	山药大米粥 栗子焖仔鸡 竹荪金针菇汤	蛋糕
周六	荔枝红豆粥 丝瓜炒鸡蛋	小笼包	大米饭 莲藕炖排骨 番茄炖豆腐	猕猴桃 黄瓜汁	山药虾仁粥 鱼香肉丝 黄芪乌鸡汤	枣糕
周日	玉米汁 肉夹馍	冰糖红枣 银耳羹	香菇胡萝卜面 鲫鱼蒸蛋 蒜蓉西蓝花	草莓汁	牛奶小米粥 蒜薹炒肉 红枣党参牛肉汤	雪梨

薏米百合红枣粥

材料 薏米 80 克，干百合 15 克，红枣 10 颗。

调料 冰糖适量。

做法

1 干百合洗净，泡发备用；薏米洗净，浸泡 4 小时；红枣洗净，去核。

2 锅置火上，放入清水及薏米、红枣，大火煮开后转小火熬煮约 40 分钟，煮至烂熟时再放入百合、冰糖，煮熟即可。

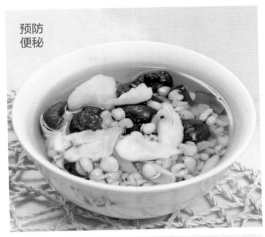

预防便秘

丝瓜炒鸡蛋

材料 鸡蛋 3 个，丝瓜 250 克。

调料 盐 2 克，姜末、葱末、蒜末各 5 克，植物油适量。

做法

1 丝瓜洗净，去皮，冲洗，切滚刀块，焯烫，捞出，用冷水冲一下。

2 鸡蛋磕开，打散，炒熟，盛出。

3 油锅倒植物油烧热，炒香姜末、葱末、蒜末，放丝瓜块翻炒，加鸡蛋块炒熟，加盐即可。

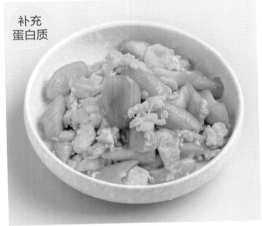

补充蛋白质

菠菜猪血汤

材料 菠菜 150 克，猪血 200 克。

调料 盐、香油各 2 克。

做法

1 猪血洗净，切块；菠菜洗净，焯水，切段。

2 将猪血块放入砂锅中，加适量清水，煮至熟透，再放入菠菜段略煮片刻，加入盐调味，淋上几滴香油即可。

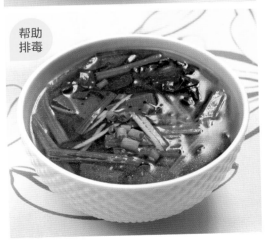

帮助排毒

夏季、冬季坐月子有什么区别

夏季怎样坐月子

❖ 李大夫告诉你宜补水排毒、防中暑

多喝白开水

夏季天气炎热，新妈妈出汗较多，多喝白开水可补充体内水分，防止乳汁分泌不足，同时可促进体内排毒。

另外，夏季坐月子的新妈妈可多食绿豆糖水、银耳糖水或小米稀饭等，以保证水分的充分摄入，同时又有防暑的作用。

吃应季水果

夏季是盛产水果的时节，水果能供给人体维生素和无机盐，如其中的维生素C能保护皮肤且能促进伤口愈合。

新妈妈食用以下水果时须注意：西瓜不可冰后吃；圣女果清洗后可以直接吃，也可以榨成果汁；梨性寒，需要在温水中浸泡一下再食用；香蕉可切成段，在温水中泡一会儿后再食用。

❖ 马大夫告诉你做好清洁工作，注意休息

做好清洁工作

产后出汗本来就多，再加上天气炎热，身上黏糊糊得很不舒服，因此新妈妈可在保暖措施都到位的前提下洗头、洗澡和洗脚。伤口愈合后，新妈妈可以每天淋浴，洗澡时把水温调到40℃左右，洗完后赶紧把头发和全身擦干，穿好衣服后再走出浴室。如果伤口还没愈合，新妈妈可用温水擦洗身体，同样要注意保暖。

注意休息

照顾孩子本来就会影响睡眠，再加上天热烦闷，睡眠会变得更差，因此新妈妈可通过调整情绪、为自己和宝宝创造舒适的环境等方式来保证睡眠。这样才能保证有充沛的精力更好地照顾宝宝。

冬季怎样坐月子

❖ 李大夫告诉你宜吃热食，注意补充膳食纤维和维生素

宜吃易消化的热食，多补水

冬季坐月子的新妈妈应吃些营养丰富、能量高且易消化的热食，同时要注意补充水分，以促进身体迅速恢复及保证乳量充足。

多补充膳食纤维和维生素

冬季坐月子的新妈妈适当吃些蔬菜、水果，不仅可以补充膳食纤维及产后身体所需的各种维生素，还可以增进食欲，促进消化及排便，防止便秘。新妈妈如果体质虚寒，可以把水果切块，用水稍煮一下，然后连渣带水一起吃。

❖ 马大夫告诉你洗澡后，要注意保暖

冬季洗澡要特别注意保暖防寒。浴室不要太过封闭且温度不宜低于20℃，水温以35~37℃为宜，洗浴时间不宜超过10分钟。避免直接接触冷水，以免引起腹痛及日后月经不调、受凉部位疼痛等问题。

新妈妈沐浴后要及时将身上的水分擦干并穿上御寒的衣服，再用暖风吹干头发以免着凉；还要特别注意脚部的保暖，穿上厚实一点儿的棉袜，以及柔软且有很好的保暖性的鞋子。晚上洗完澡后，新妈妈不要马上睡觉，应喝一杯热牛奶，等身体彻底干爽后再睡觉。此外，新妈妈可以长期在床边准备一件睡袍，以便半夜起来喂奶或者上厕所的时候可以及时穿上，避免受寒。

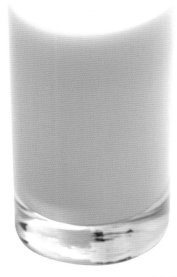

新妈妈喝牛奶前将其稍微加热一下，可达到最佳助眠效果

特殊新妈妈该怎样坐月子

血脂异常的新妈妈该怎样坐月子

血脂异常的新妈妈要控制脂肪、胆固醇、盐分的摄入量；每天进食的食物尽可能多样化，要食用一定量的燕麦、小米、绿豆等谷类；每天要摄取足够的新鲜蔬菜、水果和海产品；少食多餐，一天吃5~6餐；保证充足的水分，多喝汤、牛奶、粥等。生活上，血脂异常的新妈妈要保持情绪稳定、经常做自我放松训练，以平稳血脂。

❖ 李大夫告诉你要控制脂肪、胆固醇、盐分的摄入量

控制脂肪的摄入量

动物性脂肪含有大量的饱和脂肪酸，能促进胆固醇吸收和肝脏胆固醇的合成，使血清总胆固醇含量升高，还会使甘油三酯升高。富含动物性脂肪的食物有猪油、黄油、肥羊、肥牛、肥鸡、肥鹅、鸡皮等。

人体中的大部分脂肪来自食物，所以血脂异常的新妈妈在饮食上应有所节制，尽量选择脂肪少的瘦肉，连五花肉都要放弃食用；多食用带鱼、黄鱼、鳕鱼等；经常更换烹调油的种类，食用多种植物油。

限制胆固醇的摄入量

血脂异常的新妈妈忌食胆固醇含量高的食物，如动物内脏、蛋黄、鱼子、鱿鱼等。食物中的胆固醇会影响体内胆固醇的新陈代谢，使血液中的胆固醇含量升高，使血脂本就异常的新妈妈的病情加重。

限制盐分的摄入量

血脂异常的新妈妈要限制盐分的摄入量，因为盐分摄入过多易引起血压升高及心血管疾病，也不利于宝宝的健康。

多吃些降血脂的好"帮手"——海鱼

研究显示，鱼肉中的多不饱和脂肪酸有防止血脂升高的作用。鱼肉中的不饱和脂肪酸含量高达70%~80%，是降低血脂的重要物质。而不饱和脂肪酸属于必需脂肪酸，以ω-3脂肪酸为主，人体自身不能合成，必须通过食物才能获得。这种必需脂肪酸具有降低血液胆固醇含量的作用，所以人体一旦缺失，就容易出现血脂异常。

ω-3脂肪酸的食物来源较少。像我们平常吃的豆类、谷类及蔬果等，几乎不含有这种脂肪酸，因此新妈妈需要每周吃2次海鱼，以保证身体所需的ω-3脂肪酸含量。家庭常吃的海鱼有带鱼、黄鱼、鳕鱼等。

多吃富含膳食纤维的食物

膳食纤维是人体的消化酶不能分解，不能被身体吸收或利用的食品成分的总称。膳食纤维能促使胆汁向体外排泄，而人体必须及时补充流失的胆汁。在这个过程中，作为胆汁主要原料的胆固醇会被快速消耗掉，进而使体内的胆固醇降低。

此外，膳食纤维还能将胆固醇排出去，进而减缓食物中的脂肪被肠道吸收的速度，从而抑制甘油三酯升高。下面介绍一些在饮食中增加膳食纤维的窍门。

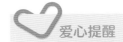
1. 多吃富含膳食纤维的菜肴，如红薯糙米蒸饭、蒜蓉蒸南瓜等。

2. 多吃富含膳食纤维的蔬菜，如芹菜、笋等。

3. 将市面上出售的部分家常菜作为辅助菜肴食用，如豆腐丝、凉拌菜等。

4. 常吃花样主食，如用大米、大麦或者糙米等做成的米饭，或用全麦面包等代替主食。

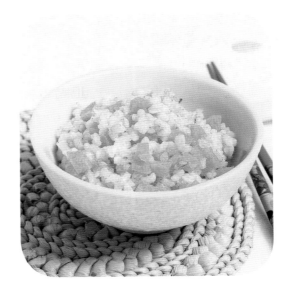

❖ 马大夫告诉你要定期排便，保持愉悦的心情

定期排便，加速体内废物排泄

坐月子期间，摄入的超额蛋白质、脂肪会转化为毒素，这也是导致新妈妈血脂异常的因素之一。排便不畅会加重血脂异常的新妈妈的不适，所以，养成良好的排便习惯对血脂异常的新妈妈来说很重要。

1.养成每天定时排便的好习惯。新妈妈每天早餐后可以定时上厕所，只要坚持，很快就会建立排便反射，进而形成定时排便的习惯。

2.上厕所时不要看书、玩手机、看报纸等，尽量避免一切分散注意力、延长排便时间的行为。

3.使用坐便器且控制好排便时间。新妈妈应使用坐便器，排便时不要太用力，排便的时间也不宜过长，以 15～20 分钟为宜。

避免情绪过于激动

保持情绪稳定、避免情绪过于激动也有利于平稳血脂。血脂异常的新妈妈要想得开、放得下，避免情绪变化过大。

使用心理调节方法——自我放松训练法

自我放松训练法的具体做法：端坐，双目微闭、全身放松、呼吸放松、意守丹田，双手按揉太阳穴。除此之外，血脂异常的新妈妈还可以通过打太极拳等活动提高自身的康复能力。

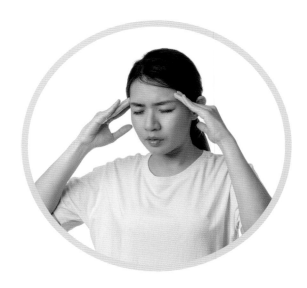

高血压新妈妈该怎样坐月子

患有高血压的新妈妈在坐月子期间要格外注意自己的身体状况，在坚持药物治疗的同时，必须注重饮食调理和生活调养。

❖ 李大夫告诉你"两高三低"饮食法

食用低钠盐

低钠盐是指钠含量比较低的食用盐。低钠盐含有丰富的钾和镁，有利于降低血压，因为在人体中，钾有降血压的作用，钠有升血压的作用，而钾的降压作用是通过促使人体排出钠来实现的，也就是说，身体摄入钠与钾的比值越大，血压就越高，所以患有高血压的新妈妈应食用低钠盐。

饮食不可过甜

摄入的超额糖分会在体内产生大量能量，进而转化为脂肪贮存在体内。而过多的脂肪堆积会使体内胆固醇含量升高，过多的胆固醇沉积在血管壁上就会导致动脉硬化，加重高血压。

摄入过多的糖分后，体内的血糖就会升高。这种情况对高血压新妈妈是很不利的，而且容易引起合并糖尿病。所以，高血压新妈妈一定要限制糖分的摄入，少吃甜点、蛋糕等高糖食物。

多吃富含膳食纤维的食物

富含膳食纤维的食物不仅可以帮助新妈妈排出身体里的有害物质和废物，还能发挥减肥的功效，使新妈妈的身体变得更加健康。富含膳食纤维的食物有麦麸、玉米、糙米、绿豆、红豆、黑豆、燕麦、荞麦、茭白、莴笋、冬瓜、茄子、芹菜、番茄、豆芽、海蜇、海带、洋葱、大枣、石榴、苹果等。

新妈妈多吃些富含膳食纤维的杂粮，有利于稳定血压

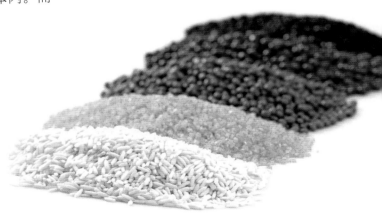

❖ 马大夫告诉你欢乐生活、缓慢起床

生活环境宜清静，生活氛围宜欢乐

清静的生活环境主要是指没有噪声污染的生活环境，并不是说生活环境越安静越好。长期处于寂静的环境中（小于10分贝），脑神经会出现反应迟钝的现象，人也会产生孤独感，这对高血压新妈妈的健康十分不利。因此，新妈妈在月子里应放点儿轻音乐，创造一个快乐的生活氛围。

偶尔来个温水浴

温水浴能使新妈妈产生睡意，不但可以降低血压，而且对有失眠症状的高血压新妈妈具有治疗作用。温水浴的水温应保持在35~37℃。对于这样的水温，人体不会产生闷热感，也不会产生寒冷感。

起床宜缓慢

经历分娩，高血压新妈妈的身体比较虚弱，加上晚上需要照顾宝宝，休息不够，所以早上醒来时不要急于起床，避免引起头晕，可先在床上仰卧，活动一下四肢和头颈部，使肢体肌肉和血管平滑肌得到舒展，以适应起床时的体位变化，然后慢慢坐起，稍活动几次上肢，再下床活动，这样血压就不会有大波动。

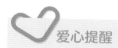

爱心提醒

1. 饥饿时不宜入浴，饱餐后也不宜洗澡。

2. 洗浴时要注意避风。

3. 温水浴的时间不宜过长，以10~20分钟为佳，否则容易造成全身体表血管扩张，心、脑、肾等重要脏器的血流量减少，从而引起大脑缺氧等意外。

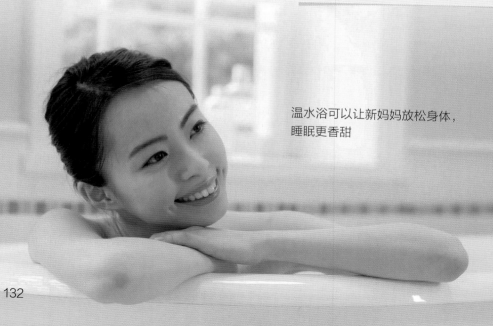

温水浴可以让新妈妈放松身体，
睡眠更香甜

糖尿病新妈妈该怎样坐月子

糖尿病新妈妈要确保饮食的多样性，从不同食物中获取各种营养，还要限制高糖、高脂肪、高胆固醇食物的摄入。

❖ 李大夫告诉你合理膳食、科学配餐

合理膳食、科学配餐

糖尿病新妈妈在保证全天总能量摄入正常的情况下，早午、中午、晚午的能量应按 25%、40%、35% 的比例进行分配；少食多餐、分散进食，将每天应摄取的食物分成 5~6 餐，以减轻单次餐后肠胃的负担；少吃或者不吃含有单糖的食物，如汽水、果汁、果味茶及大部分甜点；尽量选择膳食纤维含量较高的未精制主食，如以糙米或五谷饭取代白米饭，选用全谷类面包或馒头等。

此外，牛奶中的乳糖很高，糖尿病新妈妈应控制每天的牛奶摄入量，或者采用少量多次的方式摄入牛奶。

掌握"食品交换法"

食品交换法是营养学上的一个概念，凡能产生 90 千卡（1 千卡 ≈ 4.18 千焦）能量的食物即为 1 个食品交换份。换句话说，每个食品交换份的食物所含的能量都是 90 千卡，但其质量可以不同。例如：1 个食品交换份的食物 = 25 克大米 = 500 克绿叶蔬菜 = 200 克水果 = 160 克牛奶 = 100 克瘦肉 = 50 克鸡蛋 = 10 克油。

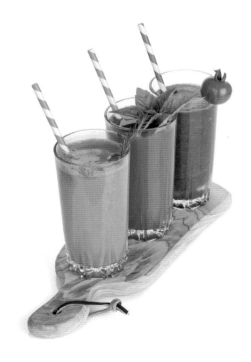

运用食品交换法时，糖尿病新妈妈可以在保持能量不变的前提下，比较自由地选择不同的食物，使饮食结构不再单一。但是需要注意的是，进行食品交换时，要在同一类食物中进行等份交换，如谷薯类之间互换、肉蛋类之间互换等。掌握食品交换法后，糖尿病新妈妈可根据病情，在坚持大原则的情况下灵活选择食物。

不要拒绝碳水化合物

许多糖尿病新妈妈认为碳水化合物就是通常所说的糖，其实这是不准确的。碳水化合物是各种不同类型的糖的总称。

1. 单糖：如果糖、葡萄糖等，进入血液循环的速度最快。

2. 双糖：如牛奶中的乳糖和麦芽糖、甜食中的蔗糖等，进入血液循环的速度仅次于单糖。

3. 可消化的多糖：如米、面等食物中的淀粉。

4. 不能消化的多糖：如蔬菜、水果中的膳食纤维。

可见，单糖和双糖都有甜味，多糖虽然叫糖，但味道不甜。糖尿病新妈妈应尽量避免吃含单糖或双糖的食物，应食用含有多糖的食物，防止进餐后出现血糖激增的情况。

目前医学界普遍主张糖尿病新妈妈不要过于严格地限制碳水化合物的摄入，其饮食中的碳水化合物应占总能量的50%～55%，体重理想者每天的进食量可在250～300克（指未经加工的生粮食），身体肥胖者每天的进食量应在150～200克。

谷类是日常饮食中能量的主要来源，蔬菜、水果、豆类也含有一定量的碳水化合物。

清淡饮食

"清"就是少油，"淡"就是不甜不咸。这里要特别提示一下，糖尿病新妈妈也要注意低盐饮食。长期过多地摄入盐，会引起高血压等并发症，也会加重糖尿病病情。糖尿病新妈妈每天盐的摄入量不应超过5克，还应限制酱油、鸡精等含盐调味品及咸蛋、咸鱼等腌渍食物的摄入量，因为这些食物中含有大量的盐。

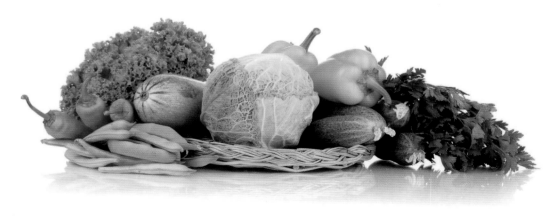

❖ 马大夫告诉你及时补水，保持乐观的心态

每天应补充 1600~2000 毫升的水

哺乳的新妈妈每天对水的需求量会高于普通人，除去饮食中含有的部分水外，还应补充 1600~2000 毫升的水。哺乳的新妈妈可选择白开水或者牛奶、豆浆等，不宜饮用含糖饮料；在摄入蛋白质较多、出汗较多等情况下，可再补充些水。

需要特别注意的是，一些糖尿病新妈妈产后身体有点儿虚弱，出汗过多时很容易发生脱水现象，所以一定要主动补水。

保持乐观的心态

人体胰岛素的分泌，除了受有关内分泌激素和血糖等因素的影响，还会受到自主神经功能的影响。当人处于紧张、焦虑、恐惧等状态时，兴奋的交感神经会直接抑制胰岛素的分泌；分泌量有所增加的肾上腺素也会间接抑制胰岛素的分泌。不良情绪如果长期存在，则可能引起胰岛 β 细胞功能障碍，使胰岛素分泌不足，进而加重糖尿病病情。糖尿病新妈妈应该树立战胜疾病的信心，做到乐观、开朗、豁达，学会放松，避免长期精神紧张。

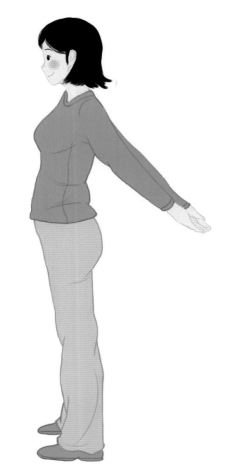

没事的时候甩甩手，减少脂肪沉积

身体站直，两脚稍微分开，与肩同宽。两脚脚趾向下用力，牢牢抓住地面。肛门上提，两臂伸直同方向向后摆动（这个过程要用些力气），然后让其根据惯性自然摆动。眼睛平视前方，摒弃心中杂念。每次练 0.5 小时左右。

素食新妈妈该怎样坐月子

在孕期一直从植物性食物中获取营养，可能会影响素食新妈妈体内营养的储备量。分娩后，素食新妈妈既要恢复体力，又要喂养宝宝，需要摄入更多的营养物质。由于长期坚持素食，所以素食新妈妈在坐月子期间要特别注意摄取适合自己的营养物质。

❖ 李大夫告诉你饮食多样化

多吃富含蛋白质的食物

乳汁分泌得越多，新妈妈对钙的需求量就越大，素食新妈妈要多食用豆类及豆制品、芝麻酱等，也可以服用钙制剂。

需要特别注意的是，黄豆对素食新妈妈来说应该是必不可少的食物。黄豆含有丰富的蛋白质，可以补充人体所必需的能量和营养，对恢复素食新妈妈的身体也是很有帮助的。

加强 B 族维生素的摄取

B 族维生素可以促进素食新妈妈身体的能量代谢，还具有提高神经系统功能和加速血液循环的作用，对产后脏器功能的恢复有很大的好处。富含 B 族维生素的食物包括谷类、豆类等。

适量摄取富含膳食纤维的食物

膳食纤维有利于素食新妈妈顺畅排便。因为缺乏运动，素食新妈妈常会出现排便困难的情形，适量摄取富含膳食纤维的食物，有利于预防产后便秘。

适当吃一些粗粮、蔬菜等

适当吃一些粗粮，能让素食新妈妈的饮食营养更均衡，还可以防治月子里的便秘症状，小米就是不错的选择。素食新妈妈可选用苋菜、西蓝花、菠菜、胡萝卜、黄瓜、空心菜等蔬菜。柿子椒含有大量的维生素 C，是素食新妈妈坐月子期间的上好食物。

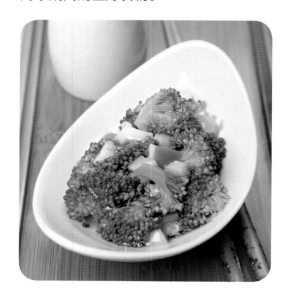

专家推荐的最适合素食新妈妈吃的食物

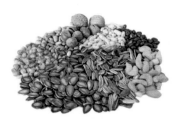

坚果

坚果中含有的 B 族维生素及多种矿物质，能调整人体的多种生理功能，且是合成体内抗氧化物质的关键元素。

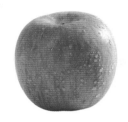

苹果

苹果被称为"全方位的健康水果"，能降低人们感冒的概率。

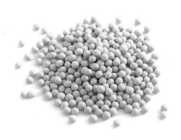

黄豆及豆制品

豆类中的蛋白质含量丰富，据统计，干黄豆的蛋白质含量高达 40%，优质黄豆的蛋白质含量甚至可达 50%。

❖ 马大夫告诉你加强锻炼，注意护理乳房

加强锻炼

素食新妈妈可能会出现营养不均衡的情况，导致身体虚弱，所以素食妈妈要加强锻炼，增强体质，为哺乳打下良好的基础。

定时按摩乳房

素食新妈妈除了通过调整饮食促进乳汁分泌、加强锻炼外，还需要格外注意乳房的护理工作，平时可以学些按摩乳房的方法，促进乳汁的分泌，为宝宝提供充足的"粮食"。

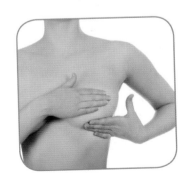

哺乳期可以吃降压药吗?

答 视情况而定。不需要喂奶的新妈妈可以吃降压药。对于需要喂奶的新妈妈来说,药物在体内分解代谢后的产物可能会通过乳汁被宝宝吸收,对宝宝的健康会造成一定的影响,所以这类新妈妈在哺乳期最好不要吃降压药。如果血压过高,新妈妈首先要咨询医生,选择服用一些在体内残留时间较短的降压药物,最好吃药 4 小时后再哺乳。

血脂异常的新妈妈在月子里能吃哪些肉类?

答 肉是蛋白质、脂肪、铁等营养素的主要来源,但血脂异常的新妈妈吃肉时要有所选择,以免增加罹患血脂异常的风险。血脂异常的新妈妈可将白肉(如鱼肉、鸭肉、鸡肉等)作为肉类的首选食物。与红肉(如猪肉、牛肉、羊肉等)相比,白肉的脂肪含量较低,不饱和脂肪酸含量较高,特别是鱼肉,含有较多的多不饱和脂肪酸,对于防治血脂异常具有重要作用。血脂异常的新妈妈如果不爱白肉爱红肉,可以多吃些牛肉,少吃羊肉和猪肉。

闺蜜患有妊娠糖尿病,生完宝宝后血糖就稳定了,还需要继续控制饮食吗?

答 虽然在绝大多数情况下,妊娠糖尿病在新妈妈分娩后会自然治愈,但是在此之后,特别是步入中老年之后,此类患者再次患上糖尿病的概率会较大。所以,即使产后血糖稳定,此类新妈妈也需要健康饮食。

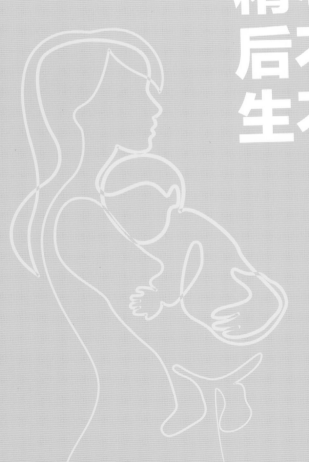

第3章

精心调理产后不适，人生不留遗憾

产后恶露不尽

　　恶露是指分娩后由阴道排出的分泌物，它含有胎盘剥离后的血液、黏液、坏死的蜕膜组织和细胞等物质。一般来说，恶露在早晨排出的量比晚上多，剖宫产产妇排出的量要比顺产产妇少些。产后恶露不尽是指产妇满月后仍有恶露，且颜色和气味有异常，呈脓性，并有臭味。新妈妈须高度重视产后恶露不尽的情况，及时就医，以免留下健康隐患。

子宫排出恶露的过程是怎样的

产后 1~3 天	产后 4~14 天	产后 2 周后
血性恶露	浆液恶露	白色恶露
恶露呈鲜红色，量较多，有血腥味	恶露为淡红色血液、黏液和较多的阴道分泌物	恶露中含有白细胞、坏死蜕膜组织、表皮细胞等，分泌物呈淡褐色或白色，量稍多

恶露异常，怎么办

　　新妈妈如果出现以下恶露异常的情况，需及时就医。

　　1. 恶露量多或慢慢减少后又突然增多；血性恶露持续 2 周以上，且为脓性，有臭味。

　　2. 伴有大量出血，子宫大而软。

　　3. 血性恶露颜色灰暗且不新鲜，并伴有子宫压痛。

怎样保持阴道清洁

因为有恶露排出，所以新妈妈要勤换卫生巾，并选用柔软、透气的卫生纸，保持阴道清洁。新妈妈在大小便后要用温水冲洗会阴部，擦拭时一定要从前往后擦拭或直接按压拭干。

饮食调理

1.容易上火的新妈妈可以喝一些清热的蔬果汁，如藕汁、梨汁等。

2.感觉乏力的新妈妈可以喝鸡汤、桂圆汤、大枣汤等。

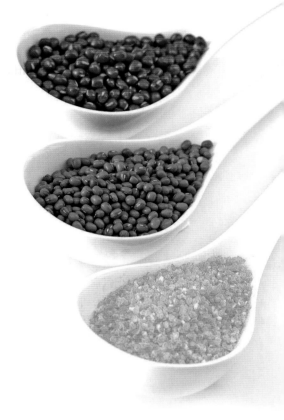

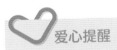

爱心提醒

哺乳可促进子宫收缩，从而促进恶露排出。若出现恶露量太多（如0.5小时浸湿2片卫生巾）、血块太大或血流不止等状况，新妈妈就必须立刻咨询医生，以免发生危险。

小案例

今年27岁的小马刚晋升为新妈妈。在产后的一个月里，婆婆只会给自己炖些鸡汤进补，其他忙也帮不上。小马既要照顾孩子，又要照顾自己。快出月子时，小马发现自己的恶露依然没有排干净，甚至开始出现全身虚弱、腰酸背痛的症状。丈夫赶紧带小马去看医生，医生诊断是子宫复原不良导致的恶露不尽。医生给小马开了一些有利于收缩子宫的药，用过一段时间后，小马恶露不尽的问题得到了解决。

产后腹痛

有些新妈妈会感觉小腹有轻微的阵发性疼痛，这主要是由子宫收缩引起的。子宫收缩的作用在于排出子宫内残留的血块或胎盘碎屑。当子宫收缩力量较强时，新妈妈就会感到腹痛。另外，孕期子宫被过度膨胀，如羊水过多、怀有多胞胎等，也会加重产后腹痛。新妈妈可以通过日常调理来减轻产后腹痛。

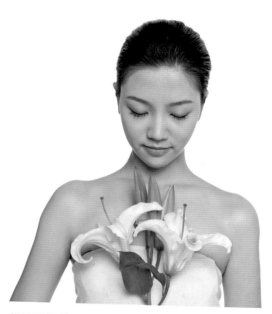

新妈妈保持愉悦的心情，不仅能预防气血瘀滞，也有利于乳汁分泌，所以，新妈妈在月子里应该多想想高兴的事

产后多活动，促进气血顺畅

新妈妈产后如果可以下床，就要多下床走动；如果不能下床，也要在床上多翻身，促进气血顺畅，避免身体僵硬，腹部气血瘀滞，引起产后腹痛。

注意腹部保暖，避免宫寒

新妈妈要注意腹部保暖，不要让腹部长时间暴露在外，最好穿能盖住肚脐的裤子。睡觉时新妈妈可以在腹部多搭一条毛毯，避免腹部着凉引起宫寒，从而导致产后腹痛。

保持乐观的心态，避免气血瘀滞

新妈妈要保持乐观的心态，不要随便生气，否则也会引起气血瘀滞，从而导致产后腹痛。

按摩疏通瘀血

新妈妈或家人可以用手掌在新妈妈的下腹部做正反方向圆形按摩，并同时在尾骶部上下来回按摩，每天2次，每次 10 ~ 15 分钟。

饮食调理

1. 吃富含蛋白质的食物。新妈妈可以多吃些蛋类、肉类、豆类、奶类等富含蛋白质且营养丰富的食物，增强身体抵抗力。

2. 注意补充维生素 C。新妈妈身体比较虚弱，抵抗力也不强，因此多吃些富含维生素 C 的蔬菜和水果，有助于增强抵抗力，防治炎症，也能缓解腹痛。

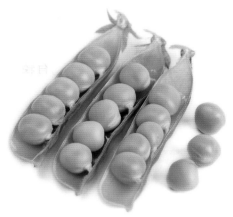

3. 增加膳食纤维的摄入量。富含膳食纤维的食物有助于预防便秘，还能够缓解腹痛。

4. 不宜大补。新妈妈排恶露期间不宜服用人参，否则会导致恶露难以排出，引起产后腹痛。

5. 拒绝生冷食物。此外，新妈妈也要少吃红薯、黄豆、蚕豆、豌豆等容易引起胀气的食物。

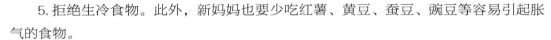

小案例

张女士在医院顺利产下一对双胞胎女儿。生产后第 3 天，正当全家沉浸在幸福中时，张女士突然出现腹部持续性钝痛。张女士一开始以为是正常的宫缩，也没有在意，可是随着时间的推移，张女士腹部的疼痛感越来越强，甚至到了不能触碰的程度，且连续 3 天没有排气、排便。检查发现，张女士患的是肠系膜上静脉血栓，需要手术。术后第 2 天，张女士的腹痛明显减轻；第 3 天开始正常排便。经过 10 天左右的溶栓药物治疗后，张女士康复出院，但还需要口服抗凝药半年以上，定期到医院进行血凝四项检查。

产后腹痛虽然不能完全预防，但新妈妈可以通过多运动、保持心情愉悦等方法降低患病率。

产后便秘

大多数新妈妈会因为一些不健康的调理方法出现便秘，而便秘也会引起产后腹痛。有的新妈妈因为腹痛不敢排便，导致便秘更加严重，肛门疼痛也更加明显，甚至出现了肛裂。所以预防和调理产后便秘是非常重要的。

哪些原因会导致产后便秘

1.产褥期肠胃功能减弱，肠蠕动变慢，肠内容物在肠道停留的时间过长，以至于其水分被过度吸收，造成大便干结。

2.妊娠使孕妈妈的腹部过度膨胀，导致腹部肌肉疲劳，盆底组织松弛，排便力量减弱。

3.产后体质虚弱或身上有伤口，使新妈妈的排便力量减弱。

4.卧床时间长，活动量减少。

5.饮食结构不合理，过分注重产后补养，大鱼、大肉吃得多，蔬菜、水果吃得少。

保持心情舒畅，避免肠胃蠕动减慢

不良情绪会导致胃酸分泌量下降、肠胃蠕动减慢，引发便秘。因此，新妈妈要保持心情舒畅，避免不良的精神刺激，坚持每天定时排便，进而形成条件反射。

按压天枢穴，促进排便

新妈妈将拇指与小指弯曲，中间三指并拢，食指指腹贴在肚脐中心，无名指所在的位置就是天枢穴。用拇指的指腹按压天枢穴，同时向前挺出腹部并缓慢吸气，上身缓慢前倾并呼气，反复做5次。经常按压此穴可以增强肠胃蠕动，提高腹部肌肉的弹性，促进排便。

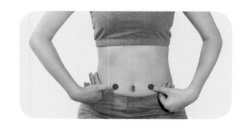

适当运动，加快肠胃蠕动

新妈妈可以在床上尝试做以下运动：平躺在床上，双膝屈起，双手抱膝，收缩臀部，将后背压向床面，然后放松，根据体力情况做 3~5 次。以上运动可促进肠道蠕动，缩短食物滞留肠道的时间，增加排便量。新妈妈做以上运动时，动作要缓慢。

饮食调理

1. 饮食多样化。新妈妈要做到荤素搭配、粗细搭配，适当补充一些富含蛋白质的食物，如豆腐、瘦肉等。

2. 补充膳食纤维，忌生冷。新妈妈要多吃富含膳食纤维的食物，如新鲜水果、蔬菜、谷物和坚果等，但切忌吃过凉的食物，尤其不能直接吃刚从冰箱里拿出来的食物。

3. 多吃些有营养、易消化的流食或半流食。稀饭、面汤、米汤、鸡蛋汤等食物，都能帮助新妈妈润肠通便。

4. 多喝温开水。温开水不仅能促进肠胃蠕动，缓解便秘症状，还能补充因生产和哺乳而流失的水分。

小案例

兰兰35岁时生的宝宝，算是高龄产妇了。家里人怕她恢复不好，在月子里想尽办法给她调理身体，各种营养品、大鱼大肉换着给她吃；怕运动不利于身体恢复，不允许她下床活动。可是好景不长，她很快就被便秘缠上了，经常2~3天不排便，有时4~5天也没有一点儿便意，大便干结、恶臭，有时还会出血。为了能正常排便，兰兰采取了就医治疗。医生给兰兰开了乳果糖口服液和擦肛门的膏剂。2天后，便秘情况真的得到了缓解。

缓解产后便秘也可以使用开塞露，且这些药物都属于非处方药，在药店就能买到。

产后痔疮

在妊娠、分娩的过程中，增大的子宫会对盆腔进行压迫，这势必会阻碍痔静脉回流，容易致使新妈妈出现痔疮或痔疮加重。在妊娠期已经出现的痔疮在分娩过程中会加重。大多数新妈妈有便秘的情况，干燥变硬的粪便存留在直肠内的时间过久，不仅会影响直肠的静脉回流，还会刺激肛门，引起痔疮或使旧痔复发。注意肛门保健和预防便秘是预防产后痔疮的关键。

勤洗浴、勤换内裤，促进肛门的血液循环

新妈妈能自由洗浴时，要勤洗浴、勤换内裤，这不仅能保持肛门清洁，避免细菌感染，还能促进肛门的血液循环，有助于预防产后痔疮。

按长强穴，促使痔内静脉丛血流顺畅

长强穴位于尾骨端与肛门连线的中点处。新妈妈可以让家人用食指指腹和中指指腹用力按揉此穴，以有酸胀感为度，从而促进直肠收缩，使大便变畅通，这样还能减轻盆腔压力，促使痔内静脉丛血流顺畅。

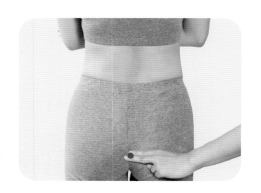

常做提肛运动，帮助静脉血回流

产后患有痔疮的新妈妈可常做提肛运动，具体方法为将臀部和大腿夹紧，做深呼吸，吸气时用力夹紧肛门，呼气时放松，一提一松为一次，可做 20～30 次，每天2～3 遍。提肛运动可帮助静脉血回流，增强肛门括约肌的功能。

早排便，避免肛裂

新妈妈要尽快恢复产前的排便习惯，1~3天就应该排一次大便，以防出现便秘。新妈妈如果被大便干燥、排便困难困扰，可以用开塞露润滑粪便，以免发生肛裂。

饮食调理

1. 多喝水。由于产后失血过多，肠道水分会减少，所以新妈妈每天要补充充足的水分，以增加肠道水分，加快肠道蠕动，预防便秘。

2. 少吃辛辣、精细的食物，如辣椒、花椒、精面粉等。

3. 多吃芹菜、白菜等富含膳食纤维的食物。因为膳食纤维有利于肠胃蠕动，有助于大便顺利排出。

4. 在医生的指导下，使用可缓解便秘症状的栓剂或口服药物。

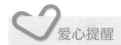

爱心提醒

泡脚能调理痔疮。每天泡脚时，新妈妈可在盆中适当放一些当归、红花、桃仁等中药材，水温不要超过50℃，时间以20~30分钟为宜。

小案例

年轻的小李总是满脸愁容、步履蹒跚。原来，小李在生完宝宝后，痔疮越来越大，并且脱出肛门，这使她肿痛不适，行走不便。于是，她只好去医院就诊。

医生建议她多吃一些富含膳食纤维的食物，忌食辛辣刺激的食物，保持大便通畅；每次大便后轻轻地彻底清洗患处，勤换内裤，保持肛门清洁干爽；每天可数次用柔软的冰袋敷患处，也可局部使用栓剂、乳膏等。小李按医生的方法做后，痔疮疼痛有了明显减轻。

产后尿失禁

在生产过程中，产妇的膀胱、尿道会因受到挤压而移位。这些器官的韧带、肌肉很脆弱，容易形成撕裂伤。产程过长，更容易损伤膀胱周围的支撑组织，导致产妇出现尿失禁的情况。虽然尿失禁不会让新妈妈有生命危险，但会严重影响新妈妈的身心健康。

凯格尔运动，可锻炼骨盆底肌肉

新妈妈有意识地对骨盆底肌肉进行自主性收缩和放松，有助于锻炼骨盆底肌肉，治疗产后尿失禁。需要注意的是，新妈妈要根据自己的身体情况进行锻炼，动作幅度不宜过大，时间不宜过久。凯格尔运动，又名骨盆运动，有助于改善产后尿失禁。

具体做法： 仰卧，屈膝，双脚自然踩在床上，两臂放在身体两侧；深吸气，同时抬高臀部，使背部离开床，然后慢慢呼气放下臀部，回归原位。每天 5 ~ 10 次。

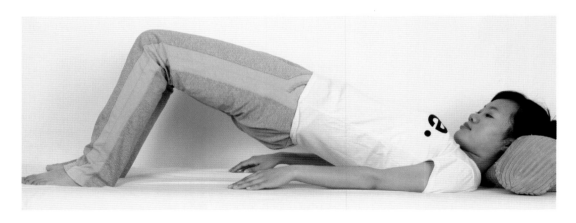

憋尿练习，有利于控制骨盆底肌肉收缩

新妈妈可以通过憋尿练习达到控制骨盆底肌肉收缩的目的。

具体做法： 新妈妈解小便时，不要一次解完，可以先解一点儿，憋几秒后再解掉余下的小便。

按摩小腹，强化膀胱功能

新妈妈可以通过按摩小腹的方式达到强化膀胱功能、缓解产后尿失禁的目的。

具体做法：新妈妈仰卧于床上，双手叠放在小腹中央，沿顺时针方向按摩 5 分钟，以局部有微热感为宜。每天练习 1~2 次即可。

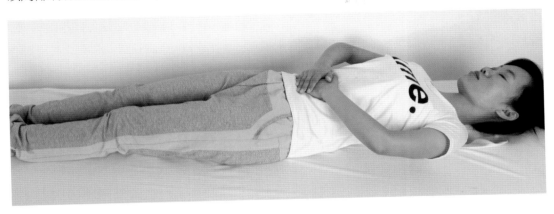

饮食调理

1. 坚持高膳食纤维饮食，多吃五谷杂粮，多吃蔬果，多喝水，可促进肠胃蠕动，对改善尿失禁有一定的效果。

2. 适量吃些黄芪。黄芪有补中益气、补气升阳的作用，可益肾固精，改善尿失禁。

小案例

顺产的贾女士出院回家后没两天，就出现了以下的尴尬事儿：刚吃了两口饭就感觉有尿液流出，给宝宝喂奶时也会感觉有尿液流出……这让她非常苦恼，后来家人说可能是顺产后子宫没恢复好所致。不得已，贾女士去医院看了医生，医生表示，贾女士的尿失禁症状还不算严重，可以做凯格尔运动来复原及强化骨盆底肌肉的功能。经过反复的运动训练，不到三个月，贾女士就没有尿失禁的苦恼了。

产后水肿

　　新妈妈在产褥期内出现下肢甚至全身水肿的现象，被称为产后水肿。普通的产后水肿通过适宜的饮食调养就能够得到缓解和改善。如果产后水肿长期没有得到改善，甚至更严重了，那可能与内脏器官的功能受损有关，新妈妈应该去医院咨询医生。

不要久坐或久站，减轻腿部压力

　　新妈妈在月子里活动时，不要久坐或久站，也不要长时间保持一个姿势。休息时适当抬高腿部，在腿部下方垫一个小凳子或枕头，都有利于缓解产后水肿。

勤泡脚，促进血液循环

　　新妈妈每天晚上用稍烫一点儿的水泡泡脚，然后做会儿脚部按摩，既能促进血液循环，也能缓解产后水肿。

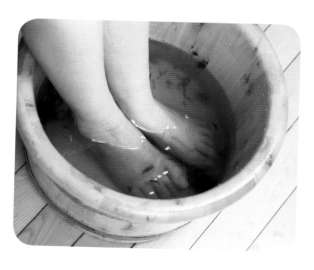

新妈妈泡脚后，要及时擦干
双脚，注意保暖，避免受凉

按摩双腿，缓解水肿

新妈妈可以通过按摩双腿的方式减轻水肿。

具体方法： 用两只手捏住小腿肚子上的肌肉，一边捏一边从中间向上下方向按摩，不断改变按捏的位置，重复做 5 次；两手一上一下握住小腿，像拧毛巾一样左右拧小腿肚子上的肌肉，从脚踝开始往膝盖的方向拧，重复做 5 次；两手握住小腿，大拇指按住小腿前面的腿骨，从上往下按摩，重复 3 次。

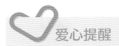
爱心提醒

新妈妈如果出现下肢甚至全身水肿，同时伴有心悸、气短、四肢无力、尿少等症状，就要及时去医院做检查；剖宫产妈妈如果出现一侧下肢水肿、疼痛的情况，千万不要大意，这种症状很可能是静脉血栓合并肺栓塞的先兆，是一种严重的并发症。

饮食调理

1. 饮食宜清淡。新妈妈不要吃过咸的食物，尤其是咸菜，以防加重水肿。

2. 吃足量的蔬菜、水果。蔬菜和水果中含有人体必需的多种维生素和微量元素，能提高人体的抵抗力、加速新陈代谢，具有解毒利尿等作用。

3. 睡觉前尽量不喝水。

4. 少吃或不吃难消化或易胀气的食物，如油炸的糯米糕、白薯等。这些食物会引起腹胀，使血液回流不畅，加重水肿。

5. 不要吃过多补品。长期食用补品会加重肾脏负担，甚至使肾脏长期处于"超负荷"状态，危害肾脏，加重水肿。

6. 多吃脂肪含量较少的肉类，如鸡肉、鱼肉等。

小案例

和很多新妈妈一样，葛女士生完宝宝后，全身都出现了水肿，并伴有食欲减退、胸闷等情况。家人听说红豆有消除水肿的作用，并适合新妈妈食用，就常用红豆煮水给她喝。经过一段时间的调理，葛女士水肿的情况得到了很大的改善。不过，葛女士后来才知道，引起产后水肿的原因有很多，新妈妈们应去咨询医生，接受专业治疗。

产后上火

　　新妈妈在月子里往往会吃很多高蛋白、高能量的补益性食物，再加上宝宝的到来打乱了新妈妈以往的生活节奏，导致许多新妈妈变得容易上火。新妈妈上火会影响乳汁的分泌，进而让宝宝也跟着上火，所以新妈妈出现产后上火时要及时进行调整，以免影响到自己和宝宝的身体健康。

上火的不同症状

种类	主要表现	应对策略
肺火	舌苔黄腻、口苦口干、口腔生疮，鼻腔干燥	多喝水、多吃水果，可以适当喝些绿豆粥
胃火	口臭、牙痛、牙龈红肿、牙根发炎、大便干燥	增加黄绿色蔬菜与时令水果的摄入量，以补充维生素和无机盐，并且保持口腔卫生
心火	舌头、舌尖发红，心烦意乱，多梦，睡不着觉，小便黄并带有热辣刺痛的感觉	多吃些梨、西瓜、桑葚、苦瓜等去心火的食物
肝火	眼干、眼痒、出现结膜炎、眼屎分泌多、脾气暴躁、易冲动	坚持按摩太冲穴（足背第1、2跖骨连接的部位）、行间穴（足背侧第1、2趾间，趾蹼缘后方赤白肉际处）

饮食调理

1. 可以吃些荸荠、杨桃等清热生津的水果。荸荠既可以作为水果食用，也可以作为蔬菜食用，能缓解新妈妈心烦口渴、口舌生疮、便干尿黄的现象。杨桃清热生津，适合内火炽盛、出现口腔溃疡的新妈妈。

2. 多吃些清热降火的蔬菜。白菜利大小便，清热除烦；莴笋水分多又脆嫩，能清热、顺气，适合脾胃有火的新妈妈；莲藕榨汁喝，有利于清热生津、润肺止咳；百合有清热润肺的作用，可以缓解新妈妈咽喉肿痛、口渴心烦等症状。

3. 不能吃辛辣的食物，少吃或不吃热性佐料，如花椒、茴香等。

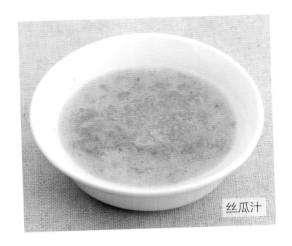
丝瓜汁

♡ 爱心提醒

丝瓜汁清热下火。将新鲜丝瓜洗净切片，然后放入大碗中捣烂取汁，加水煮沸，加入白糖调味后饮用。一般坚持喝1~2天就能缓解上火症状。

小案例

作为一个新妈妈，陈女士生下宝宝没几天，就发现自己出现口干舌燥、面红耳赤、牙龈肿痛、尿黄便秘等症状，很不舒服。虽然得知自己是产后上火，但是为了宝宝的健康，陈女士一直没有吃药，而是通过调节饮食和作息的方式去火，如多吃莲藕、莴笋、白菜、茭白、芹菜、苹果、香蕉、绿豆等，尽量早睡早起，按时排便等。经过一段时间的调理，陈女士的上火症状得到了明显改善。

产后厌食

有些新妈妈刻意减肥、不注意休息、不注意饮食调理等，慢慢就会出现厌食的情况，进而可能会出现乳汁分泌减少、伤口不易愈合、便秘、失眠、内分泌失调等症状。新妈妈出现厌食症状时，要及时接受治疗和主动调理。

做简单的运动或家务，能促进肠胃蠕动

进行适度的运动可以加快肠胃蠕动、促进消化吸收，是一种对抗厌食的积极方法。新妈妈在产后第 14 天左右就可以做些简单的运动，如子宫恢复操等。

从产后第 6 周开始，新妈妈可以做些简单的家务，饭后也可以出门散散步，这样不仅有助于睡眠和体形的恢复，还有利于摆脱厌食的困扰。

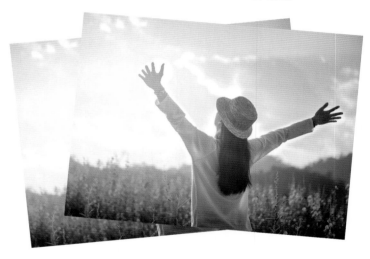

按摩足三里，可健脾胃

新妈妈可以取正坐位，屈膝 90°，手心对髌骨，手指向下，用拇指指端按掐足三里，一掐一松，以有酸胀、发热感为度，连做 36 次，两侧交替进行。按摩足三里可以健脾胃，治疗胃积食。

心情好，自然想吃饭

尽管怀孕会给新妈妈带来身体不适、体形走样等苦恼，但这些是正常的生理现象，也是可以解决的。新妈妈要保持一定的自信心，对抗厌食症。

饮食调理

1. 进补要循序渐进。新妈妈不要暴饮暴食，否则会损伤肠胃，导致厌食。

2. 饮食要有规律。新妈妈的饮食要有规律，且选择恰当的烹饪方法。这样既可以增强体力，又能远离厌食症。

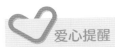

爱心提醒

医学研究证明，哺乳既是宝宝和新妈妈的独特接触方式，也是调节新妈妈心情的一剂良药，所以母乳喂养是对抗产后厌食的绝佳方式。

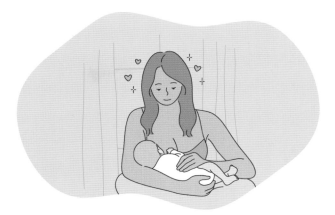

母乳喂养，可以增进
母子之间的感情

小案例　　小诺生完宝宝后，由婆婆照顾她坐月子，但两人经常因为一些小事发生矛盾。时间一长，小诺就出现了抑郁症状，接着就出现了厌食的症状，然后是乳汁分泌不足、便秘严重等症状。小诺实在不知道该怎么办，就去医院诊治。医生说这些症状与她心情不好有很大关系，只要她放宽心，加上适度的运动和均衡的饮食，症状就会慢慢得到缓解。

产后缺乳

新妈妈乳汁甚少或根本没有，不足以甚至不能喂养宝宝的情况，被称为产后缺乳。新妈妈产后缺乳的程度和情况各不相同：有的是刚开始乳汁量少，之后稍有增多但仍不充足；有的是没有乳汁，完全不能喂养宝宝；有的是本来可以正常哺乳，突发高热后，乳汁骤少，不足以喂养宝宝。如出现这些情况，新妈妈要及时采取措施进行催乳，这样既有利于宝宝的喂养，也有利于预防乳腺炎。

按揉乳根穴，促进乳汁分泌

新妈妈经常按揉乳根穴，可以疏通乳房气血，促进乳汁分泌。乳根穴位于乳头之下、乳房的根部，新妈妈可以用食指指腹或中指指腹按揉乳根穴 1～3 分钟，以不感到疼痛为度，可以收到良好的催乳效果。

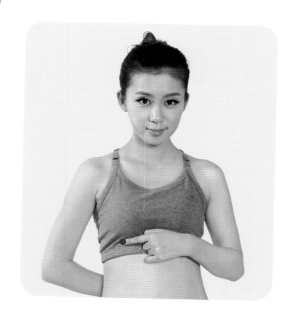

养成良好的哺乳习惯

新妈妈要养成按需哺乳、勤哺乳的习惯，同时在喂养宝宝时要让宝宝将一侧乳房吸空后再吸另一侧乳房。若宝宝未吸尽乳汁，新妈妈应将多余的乳汁挤出。这些都有利于乳汁的分泌。

保持好心情

新妈妈要保持舒畅、愉悦的心情，避免受到过度的精神刺激，否则易导致乳汁分泌异常。

饮食调理

1. 多吃富含钙质的食物。新妈妈对钙的需求量大，可以多食用富含钙质的乳制品、鱼虾等。

2. 补充充足的优质蛋白质。富含优质蛋白质的动物性食物有蛋类、禽类、鱼类等，富含优质蛋白质的植物性食物有豆类等。多食富含优质蛋白质的食物是催乳的聪明选择。

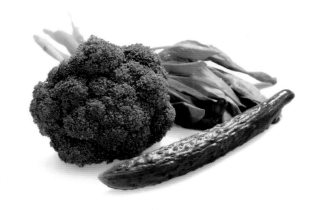

3. 多摄入蔬菜和水果。新妈妈每天要保证进食 500 克以上的新鲜蔬果，且应尽量选用绿叶蔬菜和其他深色蔬菜，以保证乳汁的丰富营养。

4. 膳食多样化，饮食宜粗细搭配。新妈妈为了分泌充足的乳汁，应注重营养摄入的均衡合理，每天的膳食应包括谷类、蔬果类、鱼禽类等。

小案例

快出月子了，郭女士分泌的乳汁还是很少。她满面愁云地抱着宝宝到医院咨询。医生说：产后缺乳常见于产后第 2~15 天，也可发生在整个哺乳期；产后缺乳可以通过穴位按摩进行调理，也可以通过饮食进行调理。郭女士根据医生的建议，经过半个月的调理，乳汁分泌果然增多了，这让全家人都非常高兴。

产后乳房胀痛

部分新妈妈在产后第 3 天左右会出现双乳胀满、疼痛、有硬结的情况，并伴有低热，这主要是乳腺淋巴潴留、静脉充盈、间质水肿及乳腺导管不畅所致的。严重的乳腺管不畅，可使乳汁不能排出且在乳房内瘀滞而形成硬结。副乳腺有乳汁瘀滞时，也可导致乳房胀痛。新妈妈要及时调理产后乳房胀痛问题。

按压肩井穴，活血、通络、止痛

新妈妈双手交抱，掌心向下放在肩上，中间三指放在肩颈交会处，中指指腹所在的位置就是肩井穴。用食指指腹和中指指腹按压肩井穴 1～3 分钟，以有酸胀感为度，可起到活血、通络、止痛的作用，有利于缓解产后乳房胀痛。

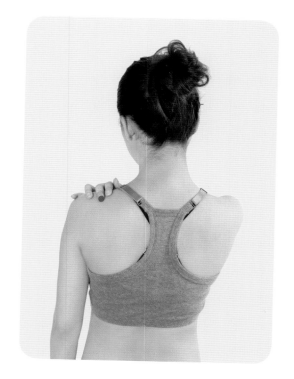

饮食调理

1. 饮食宜清淡。新妈妈开奶后出现乳房胀痛时，不宜猛补或大吃大喝，要清淡饮食，多吃一些汤水类食物，如猪蹄汤、鲫鱼汤、丝瓜汤等，有利于促进乳汁分泌，减轻乳房胀痛。

2. 远离咖啡、可乐等刺激性饮品。因为它们会加重乳房的肿胀。

3. 尽量吃一些含盐量较低的食物。因为高盐食物会让新妈妈体内保持更多的体液，加重乳房的不适。

4. 多吃富含膳食纤维的食物。膳食纤维能帮助人体调节雌激素分泌，有助于缓解乳房胀痛，所以新妈妈可以多食用一些富含膳食纤维的食物，如谷类、豆类、蔬菜等。

5. 多吃些催乳的食物。新妈妈平时要多吃些催乳的食物，如木瓜、鲫鱼、猪蹄、莲藕、莴笋等，以缓解乳房胀痛。

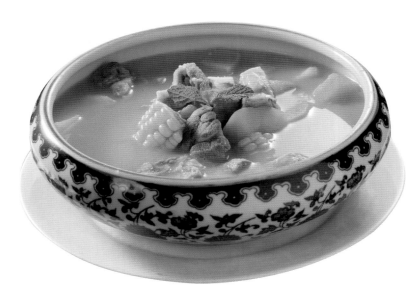

小案例 七七在生完宝宝的第3天，就感觉乳房胀痛，还伴有低热，这严重影响了宝宝的喂养。为此，家人带她去看医生，医生说这是乳腺管堵塞导致乳汁不能顺畅分泌而引起的乳房胀痛，七七可以做一些乳房按摩，疏通乳腺管，促进乳汁分泌，缓解乳房胀痛。七七根据医生所教的按摩方法按摩乳房几天后，乳房胀痛的情况果然得到了一定的缓解。

产后乳腺炎

产后乳腺炎，又称急性乳腺炎、哺乳期乳腺炎，常发生于哺乳期。产后乳腺炎的早期症状主要有乳汁排出不畅，乳房内似有硬块，并有搏动性疼痛和压痛，乳房表面局部颜色不变或略带红色。如果得不到及时治疗，产后乳腺炎不仅会对新妈妈的乳房造成严重的伤害，还会影响到宝宝的喂养。

产后乳腺炎的原因有哪些

1. 女性在哺乳期间没有及时排奶，涨奶过久。

2. 胸罩过度紧绷，睡觉时压迫乳房，乳头皲裂以致乳房感染细菌，都有可能造成乳腺管阻塞，进而导致乳腺发炎。

按压梁丘穴，缓解乳腺炎疼痛

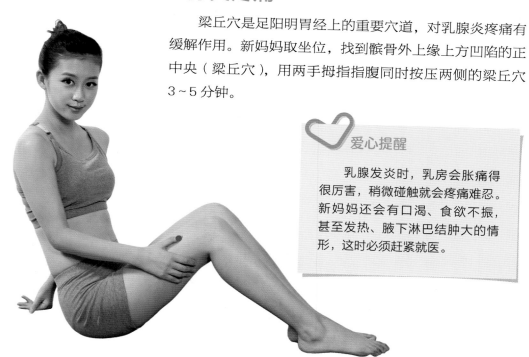

梁丘穴是足阳明胃经上的重要穴道，对乳腺炎疼痛有缓解作用。新妈妈取坐位，找到髌骨外上缘上方凹陷的正中央（梁丘穴），用两手拇指指腹同时按压两侧的梁丘穴3~5分钟。

爱心提醒

乳腺发炎时，乳房会胀痛得很厉害，稍微碰触就会疼痛难忍。新妈妈还会有口渴、食欲不振，甚至发热、腋下淋巴结肿大的情形，这时必须赶紧就医。

排空乳房能有效控制乳腺炎恶化

新妈妈得了产后乳腺炎后，要及时排空乳房内的乳汁，因为没有乳汁的营养提供，即使有细菌感染，乳腺炎也不会恶化。此外，新妈妈不要因为乳房疼痛而停止喂奶，应该找出引起乳房疼痛的原因，是因为乳头的先天生长不良，还是因为没有及时挤出乳汁。找出原因后再进行有针对性地调整可以有效缓解乳房疼痛。

保持愉悦的心情，维持内分泌平衡

新妈妈平时要保持愉悦的心情。这样内分泌才能平衡，乳汁的分泌才能顺畅。即使得了乳腺炎，新妈妈也不要过于担心，应及时就医。

饮食调理

1. 多吃清淡且有营养的食物。新妈妈宜食用番茄、丝瓜、黄瓜、茼蒿、莲藕、荸荠、红豆汤、绿豆汤等食物，也可适当选用水果。

2. 避免摄入过多的脂肪。新妈妈不要无节制地摄入高蛋白、高能量的食物。哺乳初期分泌过多的乳汁，宝宝若吃不完，就很容易导致乳腺阻塞，引发乳腺炎。

小案例

26岁的黄女士当妈妈不久就感到双侧乳房胀痛，早期症状包括身体微微发热，乳房局部皮肤发红，有结块，伴有抽痛，用热毛巾湿敷后稍有好转。后来结块开始变大，疼痛也开始加重。经诊断，黄女士得了乳腺炎。

医生建议在乳房疼痛加剧的时候，黄女士用冰袋冷敷乳房以减轻疼痛，也可通过按摩减轻乳腺炎症状；在乳汁多的时候，黄女士就用吸奶器把多余的乳汁吸出来。不久，黄女士的乳腺炎就得到了控制。

乳头皲裂

乳头皲裂是哺乳期常见的一种症状，表现为乳头部位出现放射性状或者细小的裂口，并且会出现疼痛难忍的情况。乳头皲裂会影响授乳，可使乳汁分泌迅速减少或瘀积在体内，还可导致细菌侵入，引起乳腺炎。所以若出现乳头皲裂的情况，新妈妈要及时采取措施。

乳头皲裂的原因有哪些

1. 与宝宝唾液中的黏液素有关。在宝宝吃奶的过程中，唾液素会附在乳头的表皮上，待其水分蒸发后，会让新妈妈感到乳头有干燥紧绷感。受宝宝长时间的吸吮，乳房娇嫩的表皮很容易产生破损，久而久之就会出现细小的裂隙，即乳头皲裂。

2. 与新妈妈乳房护理不当有关。有些新妈妈乳汁分泌过多，乳头皮肤长期遭受浸渍，亦可引起乳头溃烂。因此，新妈妈应注意护理乳房，勤换内衣，保持乳头干燥，减少营养汤的摄入。

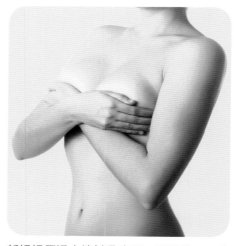

新妈妈用温水擦拭乳房后，可以做一下乳房按摩操，有利于伤口愈合

涂抹乳汁能加速乳头伤口愈合

新妈妈每次哺乳后都用温水将乳头擦拭干净，并将几滴乳汁均匀地涂在乳头表面，可预防乳头皲裂、加速皮肤愈合。

养成良好的哺乳习惯

新妈妈要养成良好的哺乳习惯，每次哺乳时间以不超过 20 分钟为宜，这样可防止乳头长时间地浸泡在宝宝的口腔中，引发乳头皮肤损伤，也可避免宝宝口腔中的细菌感染乳房。即使发生了乳头皲裂，新妈妈也不要终止哺乳，可在每次哺乳前先做乳房按摩，喂完没有皲裂的乳房后再喂有皲裂的乳房，保持正确的哺乳姿势。此外，新妈妈尽量不要让宝宝边吃奶边睡觉。

注意局部卫生，避免交叉感染

当乳头已经发生皲裂时，新妈妈更应重视局部卫生，以免感染发炎。具体方法是用温水清洗皲裂部位，然后涂抹乳头保护霜或乳汁。新妈妈在哺乳前应当彻底洗净乳头处的药物，在哺乳后用乳头保护罩或消毒纱布保护乳头，以保持乳头表皮的自然湿润。

乳头皲裂要谨慎护理，暂缓喂奶

当乳头已经发生皲裂时，新妈妈可以先用症状轻的乳房哺乳；选用透气性好、宽松的胸罩。如果乳头皲裂得比较严重，新妈妈应该停止喂奶 24~48 小时；使用吸奶器和乳头保护罩，不让宝宝直接接触乳头。

饮食调理

1.适当增加动物蛋白及脂肪的摄入，如蛋、鱼、肉、奶制品等，增强身体的免疫力。

2.适当吃些富含植物蛋白、维生素及微量元素的食物，如坚果、豆类、蔬菜、水果等。

小案例

白女士说，孩子刚出生时，她患上了乳头皲裂，痛苦不堪。但为了不影响孩子的健康，她执意不肯涂抹药膏。后来，月嫂给她介绍了一个偏方：取两个煮熟的鸡蛋黄，捣碎，平铺在大勺里加热；待鸡蛋黄热透后，用汤匙挤压、翻炒蛋黄，直至焦黑出油；将油留下，扔掉残渣；用棉签蘸油涂抹患处。很快，她的伤口就愈合了。

子宫复原不全

一般来说，子宫在复原过程中会受到阻碍，如子宫收缩得不好，子宫腔内残留些许胎盘或胎膜，出现子宫内膜炎、子宫肌炎、子宫位置异常、尿潴留及子宫肌瘤等症状。子宫复原不全的主要表现有子宫迟迟不入盆腔，在耻骨上方能摸到子宫底，有压痛感，恶露量多及颜色暗红等。腰痛、下腹闷胀，血性恶露时间延长，恶露有臭味等都应引起新妈妈的高度重视。产褥期若发生子宫复原不全，新妈妈一定要去看医生，采取相应的治疗措施。

及时排尿，保护膀胱

新妈妈要及时排尿，不要让膀胱经常处于膨胀的状态，以免发生子宫复原不全的情况。

经常变换休息体位，防止子宫后倾

新妈妈在月子里卧床休息时，不要总是仰卧，要经常变换体位，以防出现子宫后倾。如果已经出现子宫后倾，新妈妈可以通过膝胸卧位来纠正。具体做法：跪于床上，小腿平放，大腿和床面垂直，两腿稍微分开，胸部紧贴床面，腹部悬空，臀部抬起，头转向一侧，两臂屈肘放在头部两侧。

刺激乳头，促进缩宫素分泌

新妈妈要及时哺乳，因为宝宝吸吮乳头会让新妈妈分泌缩宫素。另外，按摩乳房或热敷乳房都能防止子宫复原不全。

产褥期别"赖床"

产后 6 ~ 8 周，新妈妈在疲劳消除后最好别"赖床"，尽量下床活动，这样有利于子宫复原和恶露排出。

适当洗浴能促进伤口愈合

在新妈妈身体允许的情况下，适当沐浴能冲掉会阴伤口及周围的部分细菌，还能促进会阴伤口处的血液循环，有利于伤口愈合。新妈妈洗浴时须注意以下事项。

1. 分娩后的前几天最好采用淋浴或擦浴的方式。正常情况下，分娩 24 小时后便可用温水擦浴；没有会阴侧切伤口或剖宫产伤口的新妈妈分娩 1 周后便可用温水淋浴；有会阴侧切伤口或剖宫产伤口的新妈妈要在伤口愈合后再淋浴。

2. 洗浴时要避免受风着凉，室温宜控制在 25℃ 左右，水温宜控制在 35 ~ 37℃；洗浴后要尽快擦干全身。

3. 经历剖宫产或会阴侧切的新妈妈在擦浴时也要防止伤口被污染。

饮食调理

多吃些促进产后子宫恢复的食物，如冬瓜、莲藕、番茄、山药、猕猴桃、苹果、小米、黄豆等。

小案例

新妈妈丽萍生完宝宝后，时常会感到下腹坠胀、腰痛，而且血性恶露持续的时间较长，量也较多。丽萍十分担心，于是去咨询医生。医生告诉她，这些症状都是子宫复原不全的表现，她应经常变换休息体位，避免子宫后倾；要坚持母乳喂养；还不能赖床，应适当下床活动。丽萍按照医生的叮嘱坚持了一段时间后，恶露逐渐恢复正常，下腹坠胀、腰痛的感觉也消失了。

产后脱发

大概有 1/3 的新妈妈会在月子里出现脱发的情况。这是体内的激素变化太大导致的。受黄体素、雌激素的影响，大部分的头发进入生长期，所以孕妈妈的头发会比较浓密；产后由于激素水平又恢复到孕前状态，大部分的头发会由生长期逐渐进入退化期及休止期，也就容易脱落了。此外，产后脱发可能与新妈妈缺乏蛋白质、钙、锌、B 族维生素有关，甚至与新妈妈的坏心情有关。产后脱发是一种正常的生理现象，只是暂时性的，一般在产后 6 个月左右即可恢复，新妈妈不用过于担心。

用指腹按摩头皮，促进头发生长

新妈妈洗头时，不要用力抓扯头发，应用手指指腹轻轻地按摩头皮，促进头发生长。此外，梳头应该从发尾开始，先将打结的发尾梳开，再由发根向发尾梳理，以防头发分叉、断裂。

按压百会穴，改善脱发

百会穴位于头顶部，两耳耳尖连线的中点处。新妈妈可以用三根手指按压头顶，用中指指腹按揉百会穴，其他两指辅助，沿顺时针转 36 圈。此动作有熄风醒脑、升阳固脱的作用，可改善脱发。

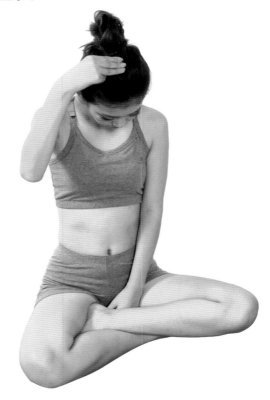

放松心情

只要新妈妈放松心情，不要过度劳累，脱发的情况就会慢慢停止，新的头发也会慢慢长出。

饮食调理

1. 多补充蛋白质。头发的主要来源是蛋白质，所以，新妈妈在饮食方面，除应该均衡摄取营养外，还应该多补充富含蛋白质的食物，如牛奶、鸡蛋、鱼类等。

2. 多吃些黑色食物。黑芝麻、黑豆、黑米等都是补肾益发的良好食材，而三黑乌发粥、芝麻栗子糊等都是不错的菜谱。

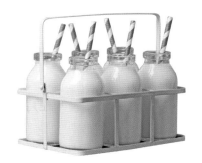

牛奶不仅是钙的最佳来源，
也是蛋白质的重要来源

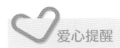

爱心提醒

哺乳的新妈妈不要使用生发水治疗脱发。有些生发水可能含有药物成分，这些成分会通过头皮进入新妈妈体内，也有可能通过乳汁进入宝宝体内，会对宝宝的健康造成不利影响。

小案例

很多新妈妈在生完宝宝后会掉特别多的头发，李明便是其中一个。她的头发很长，所以生宝宝前没舍得剪掉，但生完孩子后美丽的头发就开始大把大把地掉，以至于她每次扎完头发都要扫地。

后来李明咨询了医生，医生说产后脱发是一种正常的现象，主要是体内产生的雌激素开始恢复到孕前状态导致的。医生建议李明多吃富含优质蛋白质、B族维生素、维生素C和钙的食物，并保持愉快的心情，少吃辛辣刺激性食物和能量过高的食物，保证充足的睡眠。经过一段时间的调理，李明掉头发的现象得到了很大的改善。

产后牙齿松动

牙齿松动是一种常见的产后症状，多是妈妈在孕期和产后不注意口腔卫生，导致牙龈处聚集了大量细菌并发生了钙化，而牙结石中的细菌会分泌毒素和代谢物，腐蚀牙龈，使牙齿慢慢失去牙龈的保护。此外，孕期缺钙也会导致牙齿松动。所以，牙齿的健康保护应从孕期就开始，出现牙齿松动时更要给予高度的重视。

注意口腔卫生

孕期和产后都要做好口腔卫生。

1. 新妈妈要养成定期更换牙刷的习惯。因为牙刷长期不更换，容易滋生细菌，而细菌会进入牙龈，损坏牙齿的保护膜，使牙齿出现松动。

2. 新妈妈要选择产妇专用的无氟牙膏。使用此类牙膏，可以减少牙膏对牙齿的刺激及磨损。

正确的刷牙方法

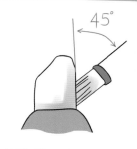

1 让刷毛与牙齿保持 45°

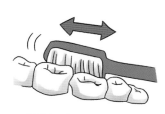

3 水平颤动牙刷，在 1~2 颗牙齿的范围内左右震颤 8~10 次

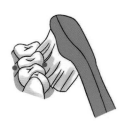

2 将刷毛贴近牙龈，略施压使刷毛一部分进入牙龈沟，一部分进入牙间隙

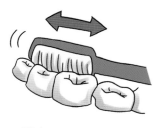

4 刷完一组牙齿，将牙刷挪到下一组牙齿。两组牙齿中最好有 1~2 颗牙齿重叠

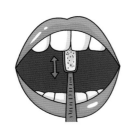

5 将牙刷竖放，使刷毛垂直于牙齿，接触龈缘或进入龈沟，做上下提拉颤动

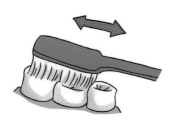

6 使刷毛垂直于咬合面，稍用力做前后来回刷颤动

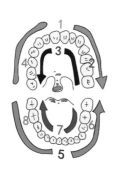

7 刷牙有顺序，每处都要刷到位

常做叩齿运动，坚固牙齿

新妈妈时常做叩齿运动，既可促进牙周内的血液循环，又可起到坚固牙齿的作用。具体做法：口唇轻闭，上下门牙先叩击9次，然后左侧上下牙、右侧上下牙各叩击9次。

饮食调理

1. 不要食用过硬的食物，否则会造成对牙齿的过度使用。新妈妈在月子里要吃些软烂的食物，避免吃脆骨等不易嚼烂的食物，可多吃些烂面条、馄饨、粥、汤等。

2. 多吃奶制品。奶制品是人体所需的钙和磷的最好来源，也是牙齿釉质和牙根支撑骨的主要材料。所以新妈妈应该多饮用奶制品，如牛奶、酸奶等。

小案例

思雨生完宝宝后，总是感觉牙齿咬不住东西，甚至感觉牙齿松松的，要掉下来的样子。她十分担心，因为牙齿脱落既影响吃东西，又影响美观。在家人的建议下，思雨看了医生，医生建议在她月子里尽量吃些软烂、富含钙质的食物，且注意口腔卫生。经过一段时间的调理，牙齿松动的情况有所缓解，这让她十分欣喜。

产后抑郁

产后抑郁是指新妈妈在月子里出现的以情绪低落、精神抑郁为主要临床症状的病证，多在产后第2周出现。产后4~6周时，抑郁的症状比较明显，表现为心情压抑、情感淡漠、自我评价较低、自暴自弃、敌对情绪明显、创造性思维受损、反应迟钝、对生活缺乏信心、厌食、疲倦、睡眠障碍、性欲减退、易被激怒、恐惧、焦虑、沮丧和对自身及宝宝的健康过度担忧，失去生活自理及照料宝宝的能力，有时还会陷入错乱状态，重者有自杀倾向。

产后抑郁的原因有哪些

1. 受激素和环境变化的影响。新妈妈在生产前后，体内的激素会发生很大的变化。生产前，体内的雌激素、孕激素、皮质激素、甲状腺素水平都较高时，新妈妈会有幸福愉悦的感觉；生产后，这些激素水平急速下跌会让新妈妈的幸福感急剧下降，心情低落，容易出现抑郁情绪。

2. 压力过大和睡眠不足。刚经历分娩的新妈妈的身体需要恢复，宝宝没日没夜地吃奶、哭闹，既会消耗新妈妈的体力，又会消耗新妈妈的精气神，易使没有育儿经验的新妈妈产生挫败感，怀疑自己不能胜任母亲这个伟大的角色。

冷静地观察自己，寻求解决办法

发觉自己有产后抑郁的新妈妈可以回想一天中郁闷的时间有多久，从什么时候开始郁闷。如果几乎一整天都很郁闷，而且这种状态已经持续1周以上，新妈妈就要将自己的情况告诉家人，寻求解决方法。

为了自己和宝宝，积极接受治疗

如果症状一直得不到缓解，并有加重的趋势，新妈妈应及时咨询精神科专家，必要时接受治疗。新妈妈可能会感到不好意思或觉得自己的情况还没那么严重而拒绝治疗，但积极接受治疗不仅是为了自己，也是为了宝宝以后的健康成长。

坦诚告诉亲近的人实情

新妈妈将自己的情绪状况坦诚地告诉亲近的人，也是克服产后抑郁的一个重要手段。

到户外转转

新妈妈可将宝宝托付给亲友，给自己放个假，或旅游，或跟朋友见面、看电影，关键是要让自己的心情愉快起来。

饮食调理

吃点儿甜食，心情会变好。新妈妈可以多准备些零食，心情低落时就吃一点儿，但要注意保护牙齿。

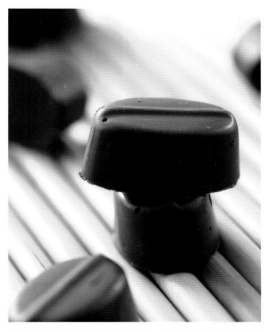

因为甜食能让人心情愉悦，所以新妈妈可以吃一些甜食来调节情绪

小案例

研究生刚毕业就生了宝宝的年轻妈妈小苏，发现自家宝宝的体重比同龄的宝宝轻，到医院咨询医生，才知道是自己乳汁不足的原因。医生建议小苏不要喂宝宝奶粉，应坚持纯母乳喂养：多吃点儿下乳的食物，多做催乳按摩，就能让乳汁变多。这让小苏感到很难过，感觉是自己害得宝宝没奶吃，毕竟自己本身较瘦，分泌出足够的喂养宝宝的乳汁很难，因此患上了轻微的产后抑郁。

小苏向有做妈妈经验的朋友诉说了心事。朋友建议她多吃甜食，多和朋友交流，多运动。慢慢地，小苏的情绪有了明显好转，乳汁也分泌得越来越多，宝宝也胖了起来。

产后健忘

俗话说"一孕傻三年",有了宝宝后,很多新妈妈会出现丢三落四、认知能力下降的情况,其实这些是新妈妈身体激素分泌还没有恢复正常导致的。不用过于担心,等新妈妈习惯有宝宝的生活后,会逐渐恢复记忆力的。

产后健忘的原因有哪些

1.新妈妈全身心地照顾宝宝,自然会将其他事情排到次要位置,也无力处理它们。

2.新妈妈要没日没夜地照顾宝宝,睡眠会严重不足,而睡眠不足会导致记忆力下降。

3.研究显示,女性分娩后,体内雌激素会达到最低水平,使大脑的记忆力也下降到最低水平。

按压心俞穴,改善健忘

心俞穴位于人体背部,第 5 胸椎棘突下,左右旁开两指宽处。新妈妈俯卧于床上,家人用两手手指指腹为其按压或揉压心俞穴 1~2 分钟,有助于新妈妈恢复记忆力、缓解健忘。

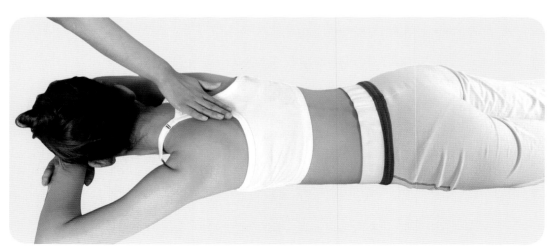

按揉印堂穴，活化脑细胞

印堂穴位于两眉头连线的中点凹陷处。新妈妈用食指指腹按揉印堂穴 10 秒后再放松，重复 5 次，可促进脑部血液循环、活化脑细胞、增强记忆力。

饮食调理

吃些可增强记忆力的食物。谷类、绿色蔬菜、柑橘、坚果、鱼类等食物多含有卵磷脂、B 族维生素、DHA（二十二碳六烯酸）、叶酸、牛磺酸、矿物质等，有助于产后记忆力的恢复。

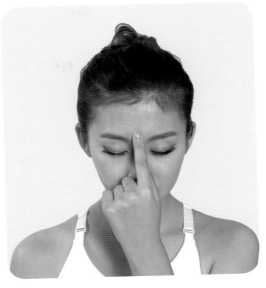

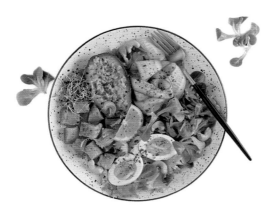

♡ 爱心提醒

不要节食或不吃脂肪类食物，因为那样会使身体缺乏营养，导致脑细胞严重受损，进而影响记忆力，导致新妈妈越来越健忘。

小案例

娟娟的记性一向很好，这也是她非常自豪的一件事。但自从生完宝宝，她就变得丢三落四、忘东忘西，这让她有一种挫败感。后来娟娟咨询了医生，医生说这是产后女性经常出现的情况，平时注意劳逸结合，多放松心情，经过一段时间就会恢复，不必过于担心。

手腕关节痛

在分娩时，新妈妈的皮肤毛孔和关节会张开，加上产后气血两虚，一旦受凉，寒气就会滞留在关节、肌肉中，引起手腕关节痛。给宝宝换尿布、喂奶及做其他简单家务，会使新妈妈关节、肌肉处的损伤加重，导致手指和腕部的肌腱和神经受损，引起肌腱炎和腕管综合征。

产后注意保暖

新妈妈不要过早接触凉水。平时洗手、洗脚和洗脸都要使用温水，并及时擦干身上的水分。

照顾宝宝不要过于劳累

新妈妈非常乐于照顾宝宝，但当手腕和手指出现疼痛时一定要注意休息，照料宝宝的事最好让他人暂时代劳。

热姜水泡手，祛除寒气

新妈妈在刚感到手腕关节痛时就应及时就医，并在医生的指导下用药。

我国民间有一个缓解疼痛的小偏方，有助于把关节中的寒气祛走，因为姜有祛寒的作用。新妈妈可以尝试一下：用热姜水泡手掌和指根。

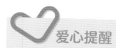

爱心提醒

出现手腕和手指疼痛时，新妈妈不要用力按摩疼痛处，必要时可进行理疗。

饮食调理

1. 月子里少吃刺激性食物，避免饮酒等。
2. 饮食中适当加些姜，有助于祛寒。

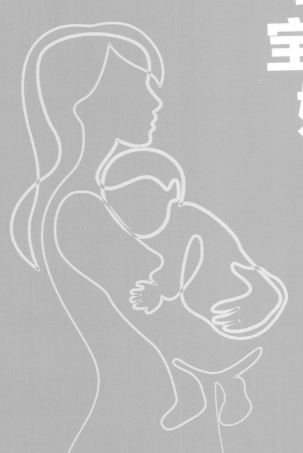

第**4**章

细心呵护
宝宝健康,
妈妈安心

新生儿的全面探秘

医学上将宝宝出生后的头 4 周称为新生儿期。此时，宝宝太小、太脆弱，需要悉心呵护。新妈妈有必要全面了解一下新生儿的身体。

身高和体重

一般来说，新生男宝宝的身高为 46.9～54.0 厘米，体重为 2.58～4.18 千克；新生女宝宝的身高为 46.4～53.2 厘米，体重为 2.54～4.10 千克。

生殖器

新生女宝宝的阴道可能会分泌白带或血液，这是受妈妈体内激素的影响，不必担心。每个新生男宝宝的睾丸、阴茎的大小、颜色等都不一样。

肚脐

新生儿的脐带会在 7～14 天脱落。这时，家人可用 75% 的医用酒精为其擦拭脐部。新生儿的脐带脱落后，如果发现有脓水流出，家长应立即带其就医。

胸

手贴在新生儿的胸部会感觉到心脏的跳动，一般是 120～160 次/分钟。

乳房

不管是新生男宝宝还是新生女宝宝，刚出生时乳房都会稍微凸起，有时还会有分泌物。这是一种正常现象。家长不要挤压新生儿的乳头，否则容易引发感染。

皮肤

新生儿的皮肤上会附着一层像白色膜的光滑胎脂。足月出生的宝宝皮肤光滑，但皮肤皱纹比较多、弹性小，偶尔能显现出血管。

腿

腹股沟关节张开，膝盖弯曲。随着新生儿的长大，腿会逐渐伸直。新生儿几乎都是扁平足，学会走路后，脚底形状就会改变。

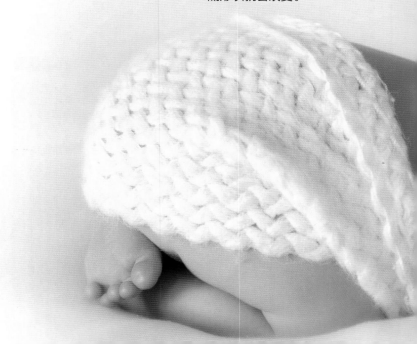

头

新生儿的头部约占身体的 1/4,头围比胸围大 1~2 厘米。

眼睛

新生儿对光比较敏感,大部分时间在睡觉,眼睛基本处于闭合状态。有的新生儿在睡觉时眼睛会眨巴眨巴,也属正常现象。

嘴

口腔黏膜细嫩、血管丰富,唾液分泌量少。

指甲

在妈妈肚子里时,宝宝就已经长出指甲,所以有的新生儿的指甲很长。新生儿的指甲像纸一样又薄又软但比较锋利,容易划伤脸,家长应及时为其剪掉。

头发

每个新生儿的发量不同,头发的颜色也不尽相同。宝宝在接近 100 天时开始掉胎发。出现的像头皮屑的东西是胎脂,会慢慢地脱落。

耳朵

新生儿的耳朵出现形状奇怪或左右不对称的情况时,应及时就医。如果确定耳朵的异样是被压出来的,可及时按摩修复。

脸

受阴道挤压的影响,顺产新生儿的脸一般会有水肿。

鼻子

受皮肤毛孔堵塞的影响,新生儿鼻翼上可能会有黄白色的小斑点。因为鼻腔狭窄、分泌物较多,新生儿呼吸时常伴有杂音。

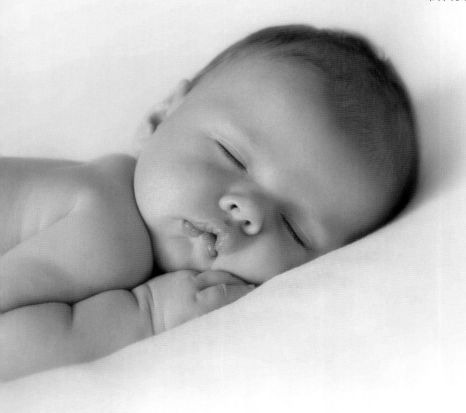

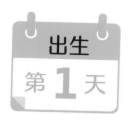
关注第一次体检

为什么宝宝像个小老头儿

　　大多数刚出生的宝宝的皮肤发皱，像个小老头儿。实际上，宝宝出生时身上会裹着一层像油脂一样的物质，也就是胎脂。这层胎脂会在宝宝出生后的几个小时内逐渐变干，呈鳞屑状；会在几周内脱落。所以爸爸妈妈不要为宝宝皱皱的皮肤担心。如果看着实在难受，爸爸妈妈可以在宝宝的身上涂一些天然的润肤霜，且保持室内空气的湿度适宜。

宝宝可能长得既不像爸爸也不像妈妈

　　有的刚出生的宝宝既不像爸爸也不像妈妈，这是因为他们还没有完全长开，且人的容貌、身高、性格和智力等，除了会受到基因的影响，还会受到环境因素的影响。

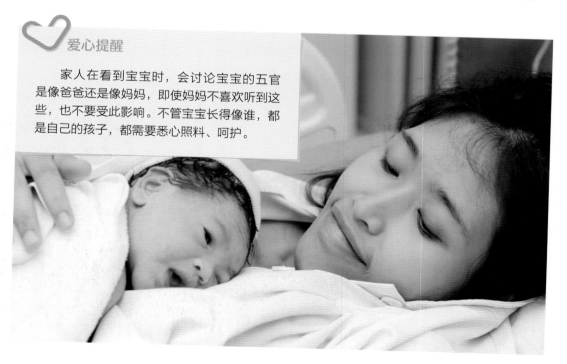

♡ 爱心提醒

　　家人在看到宝宝时，会讨论宝宝的五官是像爸爸还是像妈妈，即使妈妈不喜欢听到这些，也不要受此影响。不管宝宝长得像谁，都是自己的孩子，都需要悉心照料、呵护。

宝宝的头为什么是椭圆形的

刚出生的顺产宝宝的头大多是椭圆形的，这主要是因为宝宝的头在经过阴道时受到了挤压。这类宝宝头部的形状在 2~3 周后就会变正常，所以爸爸妈妈不必采取矫正措施。

需要注意的是，头胎顺产宝宝更容易出现此现象。

宝宝脸上出现"小白点"的原因是什么

新妈妈可能会发现，宝宝的鼻尖、鼻翼和面颊等部位出现了针尖大小的黄白色小疹子（粟粒疹）。大约 40% 的宝宝会长粟粒疹，主要是因为宝宝在代谢过程中会不断脱落死亡的细胞，这些细胞会沉积在皮肤表面，堵塞皮肤上的小毛孔，导致小毛孔内皮脂腺分泌物堆积。这些小疹子不疼不痒，也不会感染，对宝宝没有任何伤害，一般会在 2~3 周后自行消失，有些可能会在 1~2 个月后才消失，但都不用治疗。

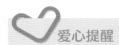

爱心提醒

爸爸妈妈不要在粟粒疹上涂抹任何药膏，也不要挤压这些小疹子，更不要使劲擦洗它们，顺其自然就好。

宝宝头顶处一鼓一陷是怎么回事

爸爸妈妈看到宝宝头顶处一鼓一陷时，可能会感到害怕，会担心宝宝是不是没有发育好，或者患上了什么疾病。其实，这是宝宝的囟门，是颅骨尚未完全闭合的表现。因为上面覆盖着一层紧密的保护膜，所以爸爸妈妈不必担心轻轻触碰它就会伤害到宝宝。

囟门	位置	正常闭合时间
前囟门	两侧额骨与两侧顶骨之间的菱形间隙	在宝宝 1~1.5 岁时闭合
后囟门	两侧顶骨与枕骨之间的三角形间隙	在宝宝 2~4 个月时闭合

囟门是反映宝宝健康状况的窗口。

1. 囟门鼓起可能是颅内感染、颅内肿瘤或积血积液等导致的。

2. 囟门凹陷多见于因腹泻等引起了脱水的宝宝或者营养不良、消瘦的宝宝。

3. 囟门早闭指的是前囟门提前闭合。此时宝宝的头围如果明显低于正常值，可能是脑发育不良。

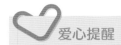

爱心提醒

在囟门完全闭合之前，家长不要过度按压这个部位，甚至不要过度关注它。

4. 囟门迟闭指的是宝宝 1 岁半后，前囟门仍未闭合，多见于患有佝偻病、呆小症等的宝宝。

5. 囟门过大可能是因为宝宝患上了脑积水或先天性佝偻病。

6. 囟门过小很可能是因为宝宝头小畸形。

宝宝红斑大多会自行消退吗

在出生后的 1~2 天，70% 左右的宝宝的脸上、身上会出现一些大小不等、边缘不清的红色斑丘疹。一般足月宝宝较多见，早产宝宝较少见。出现这些红斑的原因目前并不十分明确，可能有以下几个方面。

1. 宝宝皮肤娇嫩，皮下血管丰富，角质层发育不完善，当宝宝从母体羊水中来到干燥的环境中时，接触到的空气、衣服等对他们来说，都可能是致敏物质。

2. 宝宝通过妈妈的乳汁也会吸收一些来自妈妈体内的物质，这些对宝宝来说可能也是致敏物质。

这些致敏物质会刺激宝宝的皮肤，引起红斑。但此类红斑是生理现象，具有自限性，几天后就会自行消退，不用治疗。

需要特别注意的是，宝宝皮肤上的红斑如果出现扩大趋势，家人就要及时带宝宝到医院就诊，在医生的建议下用药。家人不要自行给宝宝用药。

宝宝第一声清脆而响亮的啼哭预示着什么

宝宝出生后会声嘶力竭地啼哭，让人听了十分心疼，这是许多爸爸妈妈的同感。实际上，这是一件好事，因为宝宝从温暖的母体到相对寒冷的外界环境，温度感受器及其他一些感受器受到刺激，就会通过神经传递到大脑呼吸中枢，使之形成反射，开始第一次呼吸，其标志就是哇哇大哭。宝宝的哭声越响亮就代表宝宝的身体越健康。

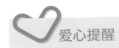

爱心提醒

宝宝出生后发出清脆而响亮的哭声代表着他拥有良好的健康状态。医护人员会用专用器械帮助宝宝清理口腔和鼻腔中残留的黏液和羊水，确保宝宝呼吸畅通。

为什么宝宝在出生后的 24 小时内会排出墨绿色的大便

宝宝大多会在出生后的 24 小时内排出墨绿色的大便。这其实是胎便，胎便主要由胆汁、黏液、肠壁细胞、分泌物和羊水等构成，比较黏稠。爸爸妈妈看到宝宝排出墨绿色的胎便时不要过于惊讶，这是正常的现象。

胎便约重 150 克，一般在 3~4 天内排干净。如果宝宝出生后超过 24 小时都没排便，家长就要及时通知医生。胎便中有大量的胆红素，必须尽早排出，否则会加重宝宝的黄疸症状。

宝宝为什么不需要用枕头

宝宝是不需要用枕头的。但因宝宝的胃呈水平位，贲门括约肌发育尚未完善，关闭功能不够强，为防止宝宝吐奶，爸爸妈妈可将宝宝的上半身略微垫高，如将柔软的毛巾折叠后垫在宝宝的头部、肩部下方，软硬、高度要适宜。一般来说，宝宝满 3 月龄后，就可以枕枕头了。枕头软硬要适宜，须随月龄的增加来调整高度。

那时，爸爸妈妈给宝宝选枕头时，最好选择用绿豆皮、秕谷做成的枕芯。夏天用灯心草或晒干后的剩茶叶填充的枕头可起到防暑降温、消炎的作用。

怎样给宝宝进行阿普加测评

阿普加测评一般在宝宝出生后的 5 分钟内进行。评分的体征指标有心率、呼吸、肌肉张力、对刺激的反应及皮肤颜色，这五项指标状况分别用 0 分、1 分和 2 分表示。总分在 8 分及 8 分以上，表示宝宝的健康状况良好；总分为 4~7 分，表示宝宝有轻度窒息；总分为 0~3 分，表示宝宝有重度窒息。

体征指标	0 分	1 分	2 分
心率（次 / 分）	脉搏微弱，基本摸不到	<100	≥100
呼吸	观察不到宝宝有呼吸	有呼吸，但细弱，无规律	呼吸规律且平稳
肌肉张力	四肢软软地伸着，没有力气	四肢偶尔蜷曲，偶尔活动	手脚都在动，看上去很活泼
对刺激的反应	没反应	有一点儿反应	被拍打脚底时会缩脚，感到嘴角被触碰时会转过头来张嘴
皮肤颜色	全身青紫或苍白	身体发红，四肢青紫	全身红润

其实很少有宝宝能够在阿普加测评中得到 10 分，因为有些宝宝出生时四肢末端泛青，有些宝宝出生时就不爱哭。这些虽然会让宝宝在测评中丢分，但也是正常现象。宝宝在出生后的 1 分钟内的总分低于 7 分，而在 5 分钟后的总分高于 7 分，也表明宝宝是健康的。

妈妈和宝宝正式见面时应记住哪两个"30 分钟"

妈妈和宝宝的第一次皮肤接触应在分娩后的 30 分钟内开始，接触时间不得少于 30 分钟。医护人员会将刚出生的宝宝放在妈妈的胸前，并叮嘱妈妈搂住宝宝，让宝宝开始吸吮乳头。这是建立母子感情纽带的重要时机，产后第一次哺乳也是母子间重要的情感交流与体验。

宝宝出生后 24 小时内需要接种哪 3 种疫苗

❖ 第 1 种：卡介苗（BCG）——目前唯一含活菌的常规疫苗

接种时间	出生后 24 小时内接种 1 针卡介苗
接种部位	一般在宝宝左上臂三角肌外下缘皮内
接种后反应	接种 2~4 周后，接种处会出现红肿的硬结，直径一般在 10 毫米左右，并逐渐从中间开始软化、形成白色脓包，可自行吸收或戳破溃疡；溃疡在 2~3 个月后结痂。如果硬结直径大于 10 毫米，且超过 12 周不愈，需就医

❖ 第 2 种：乙肝疫苗（HepB）——目前最安全的疫苗

接种时间	出生后 24 小时内接种第 1 针，满月时接种第 2 针，满 6 个月时接种第 3 针
接种部位	一般在宝宝右上臂三角肌肉内
接种后反应	局部反应以一次性阵痛多见，偶有红肿硬结等；全身反应以低热为主

❖ 第 3 种：维生素 K_1——预防因维生素 K 缺乏引起的出血症

注射时间	出生后 24 小时内肌注 1 次
剂量	每次不超过 5 毫克

刚刚离开妈妈羊水保护的宝宝，身体娇弱，需要在出生后 24 小时内及时接种疫苗，如以上 3 种疫苗。

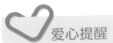

爱心提醒

宝宝如果出现早产、低体重、疾病等情况，就不能在出生后的 24 小时内注射疫苗，可在体重达到 2.5 千克或身体康复后再接种疫苗。

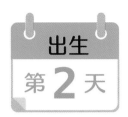

出生第2天 关注体温变化

宝宝睡觉时不宜穿太多

宝宝睡觉时可能会踢被子，有些家长因担心宝宝着凉便会在睡前给宝宝穿很多衣服，其实这种做法对宝宝是不好的。因为宝宝代谢旺盛，出汗多，被窝内温度高、湿度大，容易导致宝宝出现闷热综合征，进而影响宝宝的睡眠质量。

所以，宝宝睡觉时可以穿薄的贴身衣服，室内温度较高时还可以只穿兜肚，但需要盖住肚脐。如果担心宝宝睡觉时蹬被子，爸爸妈妈可以为宝宝准备一个睡袋。

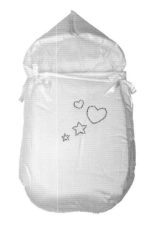

宝宝睡觉时会踢被子，为了避免宝宝着凉，爸爸妈妈可以为宝宝准备一个睡袋

宝宝在出生后的几天内出现体重下降是正常的

宝宝在出生后的 1 周内会由于吃奶少、排胎便等丢失一些水分，使体重比出生时下降 100～300 克，这种现象称为"掉水膘"。正常情况下，在出生后的第 7～10 天，宝宝的体重可恢复到出生时的水平。

此后，宝宝的体重会以平均每天 30 克的速度增长。在新生儿期，宝宝体重增长应大于 600 克。每天体重增长少于 20 克或新生儿期结束时体重增长少于 600 克，则说明宝宝的体重增长出现了异常，可能是母乳不足、喂养不当或其他原因造成的。这时家长应给予高度重视，积极地寻找原因。

每次称量宝宝的体重最好是在其吃完奶后的同一段时间内进行，这样就可以准确地知道宝宝的体重是多少，并可以与上一次称的体重数据做比较。

如何抱宝宝

宝宝娇弱、柔软，新手爸爸妈妈往往不知道如何抱起宝宝才能不伤害到宝宝。实际上，宝宝有强大的生命力，只要爸爸妈妈抱宝宝的方法正确，就不会对宝宝产生任何伤害。

抱宝宝前，爸爸妈妈需要用眼神或说话声引起宝宝的注意，避免吓到宝宝。正确抱宝宝的方法如下。

❖ 从床上抱起宝宝时

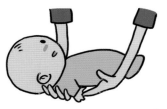
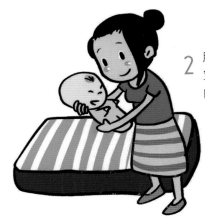

1 一只手伸到宝宝的脖子下方，用手掌托住宝宝的脖子，另一只手伸到宝宝的屁股下方，用手掌托住宝宝的屁股

2 腰部稍微弯曲，将宝宝轻轻地朝自己的方向抱起

❖ 放下睡着的宝宝时

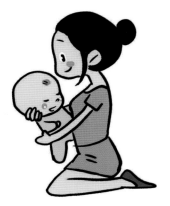
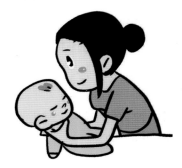

1 为了不让宝宝醒来，可抱着宝宝轻轻地弯曲双膝，跪坐在地上

2 身体前倾，让宝宝的屁股先落在床上，让宝宝躺下，然后将一只手轻轻地从宝宝身后抽出

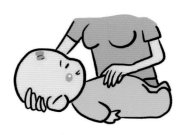

3 让宝宝的头轻
轻地落在床上

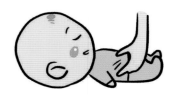

4 放下宝宝后，抚摸宝宝后
背并把衣服理平，以防硌
着宝宝

✤ 将宝宝递给对方时

一只手放在宝宝两腿间托住屁股，另一
只手托住宝宝的脖子和肩膀。从宝宝的
头开始，慢慢地将宝宝放在对方手上

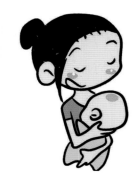

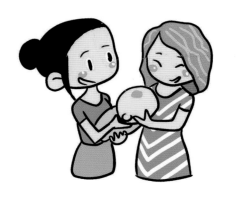

✤ 哄宝宝睡觉时

只要稳定住宝宝的头部，就可以竖着抱
起宝宝。宝宝还很柔弱，爸爸妈妈竖起
宝宝时，一定要托稳宝宝的头部和颈部

宝宝在出生后的 2 天内吐羊水是正常的

　　宝宝在出生时可能会吸入一些羊水，虽然医生已经用吸管吸出一些羊水，但如果
宝宝吸入的羊水量多，就可能还会吐一些羊水出来。一般来说，宝宝能正常吃奶就没
问题。

　　因为刚出生的宝宝的胃呈水平位，宝宝吐羊水吐不出来时，羊水会回流到胃、气
管中，所以爸爸妈妈此时应尽量让宝宝侧卧睡觉。

给宝宝洗脸的诀窍

宝宝的面部极其娇嫩，爸爸妈妈的护理动作要轻柔，使用的护理用品要十分干净。

眼部护理

宝宝的眼睛十分脆弱。对眼部进行护理时，要使用棉棒、生理盐水或温开水。把棉棒蘸湿，从眼内角向眼外角轻轻擦拭。宝宝若常流泪，或眼睛的分泌物较多，爸爸妈妈须寻求医生的帮助。

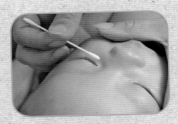

眼部护理

鼻部护理

在正常情况下，宝宝的鼻孔会进行"自我清洁"。爸爸妈妈如果感觉宝宝鼻屎较多且已导致呼吸不畅，可用生理盐水喷鼻、滴鼻，待鼻屎软化后再用棉棒或纸巾处理鼻屎。鼻部护理应该在哺乳前进行。

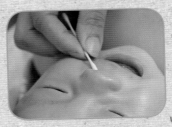

鼻部护理

耳部护理

宝宝的耳道很小，在洗澡时若不慎进水，家长可以将宝宝的头转向一侧，用棉棒对其耳郭进行护理。此操作不宜深入，以免把水和耳垢推向深处引起耳道堵塞。

口腔护理

宝宝的口腔黏膜十分柔嫩，容易受损，所以不能随意擦洗，以免感染。

面部和颈部护理

用棉棒蘸水清洗宝宝的面颊即可。容易被忽视的颈部皱褶和耳朵后面，要经常清洗并擦干。

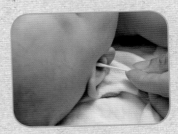

耳部护理

宝宝为什么会"脱皮"

几乎所有的宝宝都有"脱皮"的现象，可能是脱落少量的皮屑，也可能是像蛇一样地脱皮，爸爸妈妈对此不必过于担心。宝宝"脱皮"主要有两个原因。

1. 宝宝皮肤最外层的角质层发育不完全。

2. 宝宝连接表皮和真皮的基底膜并不发达，导致表皮和真皮连接不紧密。

宝宝的这种"脱皮"现象在四肢、耳后较为明显，在全身的其他部位也可能出现。爸爸妈妈无须特别采取保护措施或强行将即将脱落的表皮撕下。

但如果伴有皮肤红肿或长水疱等症状，爸爸妈妈就需要带宝宝及时就医。

宝宝的螳螂嘴和板牙不需要特殊治疗

宝宝口腔两侧颊部有较厚的脂肪层，会使颊部隆起，导致宝宝出现"螳螂嘴"（又称"吸奶垫"）。其实，宝宝出现"螳螂嘴"是不需要特殊治疗的，后期会自行消失。

在宝宝的口腔上颚或牙龈上会有一些黄白色米粒大小的小突起，俗称"板牙"或"马牙"。它们不妨碍宝宝吸吮，以后也不会影响宝宝出牙，会自然消失，不需要特意处理。

宝宝的假月经

有的女宝宝出生 2~3 天后，阴道会排出少量血性分泌物，且此现象会持续 1~2 天。这是由于女宝宝出生前受到母体雌激素的影响，生殖道细胞增殖、充血；出生后，体内雌激素的来源中断，原来增殖、充血的细胞脱落，使女宝宝出现"假月经"的情况。这是一种正常现象，不需要特殊治疗。

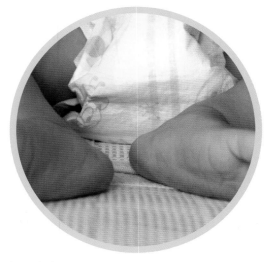

与男宝宝相比，女宝宝的外阴更需要细心护理

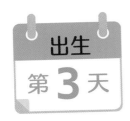

关注生殖器官护理

注意护理女宝宝的生殖器官

女宝宝的尿道较短，细菌容易经较短的尿道进入膀胱，引发泌尿系统炎症；阴道口时常留有少量分泌物，也会为细菌繁殖创造有利条件，引发生殖器官的炎症。

清洗女宝宝的外阴一般在入睡前或者大便后进行，用温水清洗即可，水温太高容易烫伤宝宝。需要注意的是，成人和宝宝的洗漱用具要分开。

注意护理男宝宝的生殖器官

❖ 水温适宜

水温应控制在 38～40℃，保护宝宝的皮肤及阴囊不受烫伤。阴囊怕热，高温会伤害成熟男性睾丸中的精子，虽然男宝宝的睾丸中没有精子，但也必须防止烫伤。

❖ 切莫挤压

男宝宝的阴茎和阴囊布满筋络和纤维组织，又暴露在外，十分脆弱。洗澡时，爸爸妈妈要特别注意，不要因为紧张慌乱而伤到宝宝的这些部位。

❖ 重点清洗

把男宝宝的阴茎轻抬起来，轻柔地擦洗根部。阴囊多有褶皱，较容易藏脏东西；阴囊下边包括腹股沟的附近，也是尿液和汗液常会积留的地方，要着重擦拭。

❖ 不必着急清洗包皮

在男宝宝满周岁前不必刻意为其清洗包皮，因为这时宝宝的包皮和龟头还长在一起，过早翻动会伤害宝宝的生殖器。

❖ 阴囊褶皱的清洗

男宝宝的粪便很容易粘在阴囊的褶皱里，因此在给宝宝换尿布时，可用浸湿的纱布或者毛巾轻轻擦拭阴囊褶皱。阴囊的褶皱也很容易积聚污垢，爸爸妈妈可以用手指轻轻地将褶皱展开再擦拭。

为什么大多数宝宝会出现生理性黄疸

新生儿生理性黄疸是宝宝血液中胆红素释放过多，尚未发育成熟的肝脏无法将全部胆红素排出体外导致的。这种现象先出现于脸部，继而扩散到身体的其他部位，属于正常现象，不需要治疗，一般在出生 5~7 天后自然消退。需要特别注意的是，若黄疸程度较严重、出现时间过早、持续时间过长等，爸爸妈妈就须及时带宝宝就医。

新生儿黄疸分为生理性黄疸和病理性黄疸两种，两者在形成原因、出现时间、症状表现、消退时间、治疗方法等方面存在较大的区别。

	生理性黄疸	病理性黄疸
形成原因	宝宝血液中的胆红素释放过多，尚未发育成熟的肝脏无法将全部胆红素排出体外	病因复杂，主要分为以间接胆红素升高为主的疾病和以直接胆红素升高为主的疾病
出现时间	黄疸出现较晚，多在宝宝出生 3 天后出现	黄疸出现较早，在宝宝出生后的 24 小时内出现
症状表现	皮肤、黏膜及巩膜（白眼球）呈浅黄色，尿液也发黄，但不会染黄尿布	皮肤呈金黄色或暗褐色，巩膜呈金黄色或黄绿色，尿色深黄可染黄尿布，眼泪也发黄
消退时间	足月儿黄疸一般在宝宝出生后的 5~7 天消退，最迟不超过 2 周；早产儿最长延迟到宝宝出生后的 3~4 周才消退，并且无其他症状	足月儿黄疸持续时间超过 2 周，早产儿黄疸持续时间超过 4 周，黄疸消退后又重新出现或加重
治疗方法	可自行消退，不必治疗	可引起大脑损害，应及早在医院接受检查、治疗

女宝宝分泌"白带"时应怎样处理

刚出生的女宝宝的阴道口会有乳白色的分泌物排出，很像成年女性的白带，这也是正常的，爸爸妈妈不要惊慌。宝宝在妈妈体内时，妈妈体内的雌激素、黄体酮等通过胎盘进入宝宝体内，宝宝出生以后，阴道黏液和角质上皮脱落，导致类似"白带"的分泌物排出。这种情况一般不需要特殊处理，只要用温水将其洗去，过几天这种症状就会自动消失。如果"白带"长时间不消失，爸爸妈妈应带宝宝去医院检查，排除患有阴道炎的可能。

金牌月嫂提醒你

学会给宝宝穿连体衣

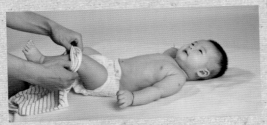

穿连体衣要从脚下穿起。将一条裤腿卷起来，套入宝宝的一只脚，然后展开裤腿。另一只脚也这样穿。

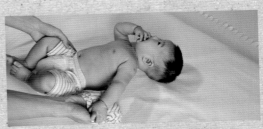

一手握住宝宝的脚踝，轻轻抬起宝宝的双腿，就可以把连体衣套过宝宝的屁股了。

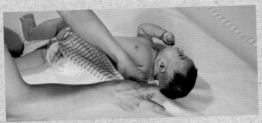

将袖管卷起来，套入宝宝的一只胳膊，然后展开袖子。另一只胳膊也这样穿。

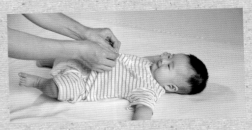

系扣子。

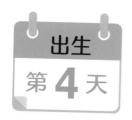

关注脐带

护理好宝宝的脐带

离开妈妈的身体后，宝宝身上保留着一段很短的脐带，这一小段脐带会在一天的时间内变干变黑。医生一般都会做好处理，并用纱布盖住宝宝的肚脐，爸爸妈妈第一天无须再对其做特别处理，但从第二天起至宝宝脐带脱落就需要每天为脐带做消毒处理。

重视宝宝的睡眠

充足的睡眠对宝宝的生长发育至关重要。宝宝的神经细胞功能还不健全，容易疲劳，而睡眠可使神经细胞中的能量得到恢复和储备，让大脑得到休息。

正常情况下，宝宝一昼夜的睡眠时间为 18～20 小时。有些宝宝在刚出生的几个月里极易惊醒，若精神状态看上去良好，爸爸妈妈就不必担忧。

睡眠不足会让宝宝哭闹不止、烦躁不安、食欲欠佳、体重下降。为让宝宝睡得更好，爸爸妈妈应注意以下几点。

1. 要让宝宝养成良好的睡眠习惯，按时睡觉；不要给宝宝穿太多衣服或盖太厚的被子；睡前不要过分逗弄宝宝。

2. 要培养宝宝自己入睡的习惯，不要将宝宝哄睡后再将其放到床上，也不要让宝宝含着乳头或吸吮着手指入睡。

经常给宝宝变换睡姿，避免睡偏头

宝宝的睡姿没有固定模式，可以有仰卧、侧卧和俯卧等姿势，只要宝宝睡得舒服就可以了。宝宝的睡姿最好是左侧卧、右侧卧、仰卧、俯卧轮流变换，以免睡偏头。需要注意的是，爸爸妈妈一定要收拾干净床上的物品，以保证宝宝（尤其是俯卧睡姿的宝宝）呼吸顺畅。

怎样避免异物进入宝宝的眼睛

瞬目反射是眼睛的一种保护性反射，可以使角膜始终保持湿润，防止异物进入眼睛，但刚出生的宝宝的瞬目反射较慢，不能阻止异物进入眼睛。所以，爸爸妈妈在日常生活中要注意以下细节，避免异物进入宝宝的眼睛。

1. 保持宝宝周围环境的清洁。当宝宝躺在床上时不要清理床铺；打扫室内卫生时要把宝宝抱走。

2. 给宝宝洗澡时要避免洗发露、沐浴液等进入宝宝的眼睛。一旦有异物进入宝宝的眼睛，不要用手揉擦宝宝的眼睛，要用干净的棉棒蘸些温水轻拭宝宝的眼睛。

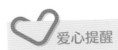

爱心提醒

乌光浴霸对宝宝来说是最安全的。因为洗澡的时候宝宝面部向上，能感受到浴霸的强光，所以爸爸妈妈最好使用乌光浴霸，或者把浴霸的强光遮挡起来。

宝宝喉咙里"呼噜呼噜"响，是有痰吐不出来吗

不一定。先天性喉喘鸣也会让宝宝喉咙里"呼噜呼噜"响。先天性喉喘鸣，也就是先天性喉软骨发育不良，主要是宝宝喉软骨发育不完全引起的。若宝宝患有先天性喉喘鸣，爸爸妈妈也不要太担心，只要宝宝的呼吸、进食不受影响，这种情况是不需要特殊处理的。因为喉软骨会随着宝宝年龄的增长逐渐发育，"呼噜呼噜"声在宝宝6个月的时候会减弱，在宝宝2岁的时候会消失。但如果宝宝长期处于营养不良的状态，伴有喂养困难或反复呼吸道感染、呼吸窘迫、气促、呛咳反流等情况，爸爸妈妈就应及时带宝宝到医院就诊。

怎样裹襁褓

襁褓对于刚出生的宝宝来说十分重要，它就像一个温暖的家。给宝宝裹襁褓是很有讲究的。包裹宝宝是分季节的，春秋多用被单包裹，冬季可用棉被包裹，而夏季无须包裹。为防止宝宝蹬脱被子受凉，有的爸爸妈妈还常常将包被捆上2~3道绳带，认为这样既能保暖，也能让宝宝睡得安稳。然而，包裹过紧会妨碍宝宝四肢的活动，不利于宝宝触觉的发展。

捆得过紧的襁褓的透气性差，会让宝宝出汗变多，而出汗多会让宝宝感到十分不适。宝宝的襁褓应暖和、舒适、宽松、不松包。

给宝宝裹襁褓的方法很多，菱形包裹法较为常见。

1. 把襁褓铺在床上，将上角（宝宝头的方向）折下约 15 厘米，将宝宝仰面放在襁褓上，保证头部枕在折叠好的位置。

2. 把襁褓靠近宝宝左手的一角拉起来，盖在宝宝的身体上，并把边角从宝宝的右臂下侧掖到宝宝身体的后面。

3. 把襁褓的下角（宝宝脚的方向）向上折并盖到宝宝的下巴处。

4. 把宝宝右臂边的一角拉向身体左侧，并掖到身体下面。如果宝宝喜欢自由活动胳膊，爸爸妈妈可以只包宝宝胳膊以下的身体。

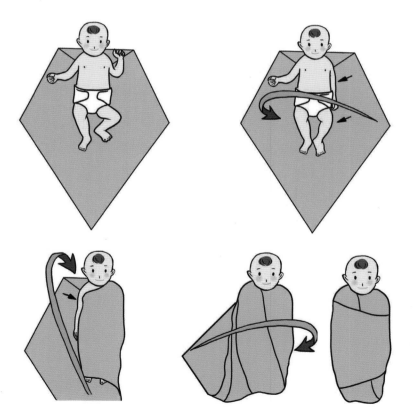

此外，给宝宝使用睡袋也是一个很好的办法，可以避免对宝宝造成束缚，有利于宝宝的生长发育。

怎样保护宝宝免受蚊虫叮咬

❖ 安纱窗、挂蚊帐最安全

任何驱蚊产品都可能让宝宝出现皮肤过敏的情况，所以在宝宝卧室安纱窗、挂蚊帐是最安全的驱蚊方法。夜里也可以准备一个随时消灭室内蚊子的电蚊拍。由于汗液容易招蚊子，所以宝宝卧室的温度应控制在 26℃左右，不要让宝宝出太多汗。

❖ 被蚊虫叮咬后的巧处理

被蚊虫叮咬后，叮咬处的皮肤出现肿胀是正常现象。但叮咬后情况不同，处理方法也不同。

没有起包
用盐水清洗叮咬处，可以消毒，防止起包。

已经起包
可用毛巾包些冰块敷在被叮咬的位置，或者把湿毛巾冷冻后再敷在叮咬处。可每 2~3 小时敷一次。

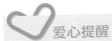
爱心提醒
带满月的宝宝外出前，可以适当地为其涂抹稀释后的花露水，给其穿上长衣长裤，防止蚊虫叮咬。

如果宝宝的皮肤已经被抓伤、抓破，爸爸妈妈不要乱用药膏，否则会加剧疼痛，也不利于皮肤愈合。

有些宝宝会出现乳房肿大的情况

有些宝宝在出生 3~5 天后，会出现乳房肿大甚至有少量水样或乳样分泌物流出的现象。这是由于宝宝在妈妈肚子里时，妈妈卵巢分泌的孕酮和雌激素通过胎盘影响到了宝宝。一般在宝宝出生 2~3 周后，乳房肿大的现象会慢慢消失。有的宝宝的乳房在 1 个月后才会恢复正常。但无论如何，千万不要给宝宝挤压乳房，挤压会使宝宝乳房的生理结构和功能受到损伤，严重的可引起皮肤损伤，使细菌趁机侵入宝宝的乳腺，引起乳腺发炎化脓，甚至会导致败血症。

能有效对抗宝宝吐奶的拍嗝方法

虽然吐奶一般不会引起宝宝不适，但宝宝吐奶是很多新妈妈的头疼事。其实防止宝宝吐奶的方法很简单，就是在宝宝每次吃完奶后给宝宝拍嗝，帮助宝宝把吸入的空气吐出来。下面介绍 3 种常见的拍嗝方法。

❖ 俯肩拍嗝法（适合初生宝宝）

爸爸妈妈先在自己的肩膀上铺一条毛巾，防止衣服上的细菌和灰尘进入宝宝的呼吸道；右手扶着宝宝的头和脖子，左手托住宝宝的屁股，缓缓竖起宝宝，让宝宝的下巴靠在自己的左肩上。靠肩时要用肩去找宝宝，不要让宝宝硬往肩上靠。

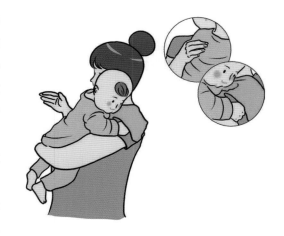

鼓起拍嗝的右手使之呈接水状，在宝宝后背的位置由下至上小幅度轻轻拍打。1～2分钟后，如果还没有拍出嗝，可以慢慢将宝宝平放在床上，再重新抱起宝宝继续拍嗝，这样的效果会比一直抱着拍好。

❖ 搭臂拍嗝法（适合 2 个月的宝宝）

爸爸妈妈两只手抱住宝宝的腋下，让宝宝横坐在自己的大腿上。

让宝宝的重心前倾，将左手臂上的毛巾搭好，同时从宝宝的腋下穿过，环抱住宝宝的肩膀，支撑起宝宝，并让宝宝的手臂搭在自己的左手上。

让宝宝的面部朝外，开始拍嗝。

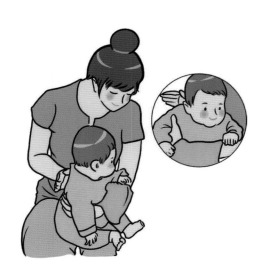

❖ 面对面拍嗝法（适合 3 个月以上的宝宝）

爸爸妈妈双腿并拢，让宝宝端坐在大腿上与自己面对面。

一只手从侧面伸出并环抱住宝宝，另一只手轻轻拍打宝宝的后背。

这种姿势的好处是爸爸妈妈和宝宝面对面，能够及时了解宝宝的情况，看清宝宝的表情变化。

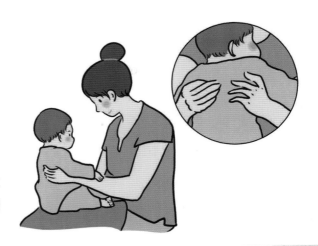

金牌月嫂提醒你

学会给宝宝擦浴

对于刚出生的宝宝来说，擦浴比盆浴更好，可以避免脐部因沾水而感染。

1. 用手臂支撑住宝宝的背部，用手掌扶住宝宝的头部并使其后仰，用拇指和小指将宝宝的耳郭向前掰并按住两个耳孔，防止洗澡水进入宝宝的耳朵。

2. 用清水给宝宝洗头后，快速擦干宝宝的头发。用蘸湿的消毒棉花或棉签轻轻清洁宝宝的眼角、鼻子和外耳，注意不要将棉签插太深。用软毛巾及清水擦洗宝宝的面部，彻底清洁宝宝嘴巴周围的皮肤。

3. 用湿毛巾反复擦洗宝宝全身数次，尤其要注意清洗皮肤褶皱多的地方。

4. 擦浴完毕后用干毛巾轻擦宝宝的全身，吸干水分。

5. 在宝宝易摩擦处及大腿褶皱处涂些熟植物油，可预防皮肤糜烂。

宝宝不需要戴手套或脚套

很多爸爸妈妈给宝宝准备手套和脚套是为了防止宝宝用指甲挠伤自己。其实，宝宝指甲打理得当，是不存在这种情况的。宝宝戴着手套和脚套睡觉会很不舒服，也不利于宝宝四肢协调能力、触觉的发展。此外，手套和脚套里隐藏的线头会给宝宝带来一定的危险。

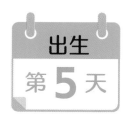

传统尿布和纸尿裤

传统尿布和纸尿裤的优缺点各是什么

	优点	缺点
传统尿布	1. 多是棉布材质，柔软且不会弄伤宝宝娇嫩的皮肤 2. 环保又省钱	1. 必须及时更换、清洗，费时费力 2. 易滋生细菌
纸尿裤	1. 使用方便 2. 更利于保持宝宝屁股的干爽	1. 透气性差 2. 污染环境、成本高

　　综上所述，爸爸妈妈的聪明之选是夜间和外出时用纸尿裤，在家时用传统尿布，既经济又实用。

舒适纸尿裤应具备哪些条件

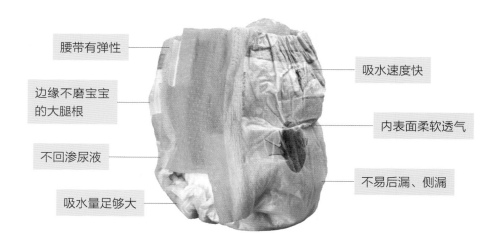

腰带有弹性

边缘不磨宝宝的大腿根

不回渗尿液

吸水量足够大

吸水速度快

内表面柔软透气

不易后漏、侧漏

怎样选择纸尿裤

❖ 有超强的吸水力

宝宝的新陈代谢，尤其是水分代谢，非常旺盛，但膀胱小，所以每天都要排好多次尿。如果护理不及时，宝宝的私处就会处于非常潮湿的状态，长期如此会长尿布疹。所以，在选择纸尿裤时，爸爸妈妈应挑选那些含有高分子吸收体、具有超强吸收能力的纸尿裤。这样的纸尿裤被浸湿后形成的凝胶能承受相当于自重几十倍的尿液，可把尿液锁在纸尿裤中不回渗，使宝宝的私处保持干爽，从而避免长尿布疹。

❖ 柔软且无刺激性

宝宝的皮肤厚度只有成人皮肤厚度的 1/10，角质层很薄，因此与宝宝皮肤接触的纸尿裤的表面（包括伸缩腰围、胶布）应柔软舒适，就像棉内衣一样。此外，选购的纸尿裤不应含有刺激性成分，以免引起宝宝过敏。

❖ 透气性要好

宝宝皮肤上的排汗孔仅有成人的 1/2。环境温度升高时，如果体内的湿气和热气不能及时散出，宝宝的私处就会出现热痱和尿布疹。因此，选择纸尿裤时，爸爸妈妈除了要考虑其超强吸水力外，还要注意其透气性。

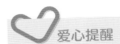
爱心提醒

很多爸爸妈妈担心长期使用纸尿裤会升高男宝宝阴囊的温度，其实不管使用传统尿布还是纸尿裤，都会升高阴囊温度。婴儿时期的阴囊里没有精子，因此这种温度变化并不会对宝宝成年后的生育能力造成影响。不过，使用纸尿裤或传统尿布时必须注意两个细节：一是注意松紧程度，不要包得过紧使阴囊受到压迫；二是使生殖器朝下。

宝宝为什么会干哭无泪

有些爸爸妈妈会感到奇怪，为什么宝宝只哭不流泪？其实，这是因为宝宝出生时的泪腺是部分或全部封闭的，仅能产生只够让眼球湿润的液体。几个月后，宝宝的泪腺完全打开，就会正常流泪了。

但是如果宝宝一直没有眼泪流出，爸爸妈妈就需要带宝宝到医院就诊，判断宝宝是否患有泪腺堵塞或泪囊炎。

脐带刚脱落时该怎样护理

正常情况下，脐带会在宝宝出生后的 7~14 天自然脱落。脐带刚脱落时，肚脐可能会渗出血水，需要特别护理。不论脐带是否已脱落，爸爸妈妈都可按下面的方法来处理宝宝的肚脐。

1.每天清洁肚脐部位（如果脐带还未脱落，应重点清洁脐带根部）。宝宝的肚脐处对疼痛不敏感，爸爸妈妈可以放心清洁。

2.清洁完毕，爸爸妈妈要用干净的毛巾将肚脐处的水分擦干。

3.爸爸妈妈用棉签蘸取 75% 的医用酒精涂于宝宝的肚脐处，由脐带根部（或凹处）开始向外擦至皮肤。

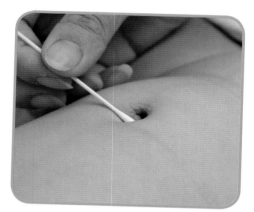

4.每次换尿布时，爸爸妈妈需要检查肚脐部位是否干燥。如发现肚脐潮湿，可用 75% 的医用酒精再次擦拭。75% 的医用酒精可以使肚脐加速干燥，干燥后的脐带易脱落，也不易滋生细菌。

宝宝喜欢被抱着睡怎么办

有的宝宝需要爸爸妈妈抱着才能睡好，一旦沾床，就睡不安稳。这是很多爸爸妈妈会遇到的问题，但从某种程度上说，这是爸爸妈妈的问题而不是宝宝的问题。良好的睡眠习惯是需要爸爸妈妈帮助宝宝建立起来的。

宝宝需要爸爸妈妈的关心，爸爸妈妈的积极回应会让宝宝得到安慰，增加宝宝的信任感。但爸爸妈妈也不要过度紧张，要允许宝宝有自己的空间。如果宝宝仅仅是在睡眠中伸个懒腰、打个哈欠或皱个眉头，爸爸妈妈就不用在意，也不要去抱宝宝。

如果爸爸妈妈整天抱着宝宝睡觉，喜欢温暖怀抱的宝宝自然不会拒绝爸爸妈妈，但这不利于宝宝养成良好的睡眠习惯。

该怎样处理宝宝的特殊胎记

不少宝宝在出生时，身上会有大大小小的胎记，胎记可能长在肩上、背上、四肢或脸上，甚至长满整个小屁股。对于胎记，爸爸妈妈需要留心观察。

其中常见的一种胎记是东方人特有的暗青色或淡灰青色的蒙古斑，通常长在屁股上，也可能分散在腰部、背部等处，主要呈圆形、椭圆形或不规则的方形。蒙古斑是沉淀在宝宝真皮深部的色素，不需要处理，一般会在宝宝 5 岁前自动消失，有的甚至在宝宝出生后的几个月里就消失了。

如果宝宝的胎记是红色、淡紫色或深蓝色的，爸爸妈妈就要警惕宝宝是否患有血管瘤。血管瘤是先天性良性肿瘤，多见于宝宝出生时或出生后不久，主要出现在头部、颈部，其次为四肢、躯干。有些胎记还会增厚甚至长结节。

爸爸妈妈需要密切观察胎记的变化。例如，血管瘤如果停止增长或仅仅是随着身体的长大而适当增大，就不必急于处理，但如果发展较快且已经影响到宝宝的正常发育，就应尽早治疗。

宝宝"惊跳"是神经系统不成熟的表现

宝宝常会在睡着之后出现局部肌肉抽动的现象，尤其是当他们受到轻微的刺激（如声音刺激或强光刺激等）时，会做出双手向上张开又迅速收回的反应。这种被称为"惊跳"反应的现象是宝宝神经系统不成熟的表现。所以爸爸妈妈不用过于担心，只要用手安抚一下宝宝的身体，就可以使他们平静下来。

宝宝不会吃奶怎么办

有些宝宝由于某些原因（如早产或唇腭裂等）不会吮吸，需要爸爸妈妈用小勺子和小杯子喂食。选用的小勺子最好是柔软、透明的硅胶材质，因为宝宝的口腔皮肤、黏膜比较脆弱。勺子头要小一点，宽度以宝宝口腔宽度的一半为佳。

喂食的时候，新妈妈先将乳汁挤到小杯子里，然后用哺乳的姿势将宝宝抱在怀里，用勺子舀着喂食即可。如果宝宝不会吞咽，新妈妈可以把勺子放在宝宝的嘴角旁，让乳汁顺着其嘴角自然流入口中，然后稍微抬高一下宝宝的头部让宝宝咽下乳汁。

关注便便

宝宝每天正常的排便次数是多少

刚出生的宝宝会在出生后的 24 小时内排出第一次大便。从第 3 天开始，宝宝每天至少应排便 3 次。随着宝宝的成长，乙状结肠容量增大，能储存更多的便便后，大便次数就会减少。

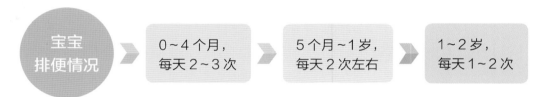

满 1~2 个月后，有的宝宝每天仍会排很多次大便，而有的宝宝 2~3 天才会排 1 次大便，甚至要接受一些刺激才会排便。只要大便是软软的或呈豆沙状，不是很硬，都是正常的现象。

宝宝大便异常情况有哪些

宝宝大便的次数、颜色和质地能反映出其肠胃功能的状况。母乳喂养的宝宝的大便呈金黄色，膏状；配方奶粉喂养的宝宝的大便呈淡黄色，较臭；混合喂养的宝宝的大便与配方奶粉喂养的宝宝的大便相似，但偏黄、偏软。一旦大便的次数、颜色或质地与平时有异样，爸爸妈妈就要提高警惕。

当宝宝的大便出现以下状况时，就是肠道在报警了，需要爸爸妈妈带宝宝去医院。

蛋花汤样大便：可能是病毒性肠炎和致病性大肠埃希杆菌肠炎。

豆腐渣大便：可能是真菌引起的肠炎。

水样大便：一旦宝宝的大便不是拉出来的而是"喷"出来的，毫无疑问，肯定是宝宝腹泻了。这种水样大便多见于食物中毒和急性肠炎。

鲜红色大便：可能是消化道活动性出血或大肠、直肠出血。血便也分为多种情况：如果大便像黏液一样浓稠，且含有鲜血，宝宝可能是得了细菌性痢疾、空肠弯曲菌肠炎，需要去医院开药；如果大便像洗肉水一样并有特殊的腥臭味，宝宝很可能是得了急性出血性坏死肠炎；如果血色鲜红不与粪便混合，仅黏附于粪便表面或排便后有鲜血滴出，宝宝可能患有肛门或肛管疾病，如痔疮、肠息肉和直肠肿瘤等。

怎样护理宝宝的小屁股

宝宝在出生后的几天内排便次数较多，且没有规律。宝宝皮肤娇嫩，如果护理不当，宝宝的屁股就容易出现皮疹，甚至溃烂。所以，在宝宝排完大小便后，爸爸妈妈要用温水为其冲洗臀部，且勤换纸尿裤，减少潮湿的纸尿裤对宝宝皮肤的刺激，保持宝宝皮肤清洁干爽。此外，洗完宝宝的屁股后，爸爸妈妈可以在宝宝皮肤发红的地方涂抹护臀霜。

怎样给宝宝剪指甲

宝宝的指甲长得很快，很容易伤到自己。所以爸爸妈妈要及时给宝宝修剪指甲，修剪完指甲后还要用温水清洗一下指甲碎屑。

另外，宝宝的脚指甲柔软而光滑，不需要修剪得如手指甲一样短。

最佳时间	1. 宝宝熟睡时 2. 宝宝洗完澡后安静地躺在床上时
使用工具	宝宝专用指甲剪
指甲形状	短而光滑

宝宝在睡梦中哭了怎么办

有些宝宝会在睡梦中突然哭起来，这时爸爸妈妈不要立马抱起宝宝，可以采取以下的方法让宝宝安然入睡。

1. 用手轻轻抚摸宝宝的头部，一边抚摸一边发出单调、低弱的"哦哦"声。

2. 将宝宝的双臂放在宝宝的胸前，让宝宝保持在子宫内的姿势。这能让宝宝产生安全感，从而快速继续入睡。

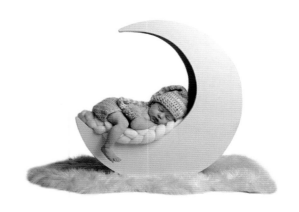

出生 第7天 关注体重

宝宝每天应增重多少克

度过了体重下降期的宝宝开始进入正常的体重增长期。如果宝宝睡觉正常、吃奶正常，其体重会以每天 30 克左右的速度增长。宝宝体重增长过慢或过快时，爸爸妈妈就要检查宝宝的睡眠质量和吃奶情况，并进行适当调整。如果调整无效，爸爸妈妈就需要带宝宝就医，以免影响宝宝的正常发育。

为什么不能摇晃宝宝

宝宝哭闹不停时，一些爸爸妈妈就会把宝宝抱在身上左右摇晃。其实，这种做法是不对的，因为在成人眼中的轻轻摇晃也会让宝宝大脑内的颅骨腔受到一定的震动，影响脑部的发育，严重时会使宝宝的大脑与较硬的颅骨相撞，造成颅内出血。所以，爸爸妈妈不宜摇晃宝宝，特别是 10 个月以内的宝宝。

为什么卧室通宵开灯不利于宝宝健康

一些爸爸妈妈为了方便夜间给宝宝喂奶、换尿布，会通宵开着卧室的灯，这对宝宝是不利的。因为通宵开灯会让宝宝昼夜不分，会影响宝宝的睡眠和进食，不利于宝宝的身体健康。此外，长期开灯睡觉会影响宝宝垂体褪黑素的分泌，褪黑素分泌减少可能会引起性早熟。

时刻关注宝宝的精神状态

宝宝一旦生病，就会表现出与平时不同的精神状态。爸爸妈妈如果在平日多留意就能及时发现宝宝的异常，尽早让宝宝得到治疗。宝宝在生病早期的精神状态变化主要包括以下几个方面。

◆ 精神差，总是睡得迷迷糊糊。

◆ 醒来后，也没有往日的神气劲儿。

◆ 醒着时，两眼无神，表情呆滞。

◆ 对外界的反应变差、变慢。

◆ 吃奶没劲儿，吃奶量比平时少。

◆ 比平时爱哭，又难哄，显得烦躁不安；或者不哭不闹，比平时安静得多。

宝宝出现以上情况时，也未必就是生病了。然而，爸爸妈妈只要感觉到宝宝的表现与平时不一样，就应提高警惕。

金牌月嫂提醒你

亲吻宝宝有哪些忌讳

一般来说，出现下列情况时不要亲吻宝宝。

1. 感冒：不论是哪种类型的感冒，病人的鼻咽部都有较多细菌或病毒，而这些细菌或病毒可通过亲吻传染给宝宝。

2. 流行性腮腺炎：病人唾液中存在腮腺炎病毒，腮腺炎病毒可通过唾液传染给宝宝。

3. 扁桃体炎：病人的咽喉中寄生着多种细菌。病人亲吻宝宝可致宝宝发病。

4. 病毒性肝炎或乙型肝炎患者表面抗原阳性：病人的唾液或汗液里会存在病毒，亲吻宝宝可使其受感染。

5. 流行性结膜炎：病人的眼分泌物或泪液里均存在病毒或病菌。病人亲吻宝宝时也可能将病毒或病菌传染给宝宝。

6. 口腔疾病：牙龈炎、牙髓炎、龋齿等常见口腔疾病大都因口腔不洁、病原微生物在口腔中繁殖所致。患者不宜亲吻宝宝。

7. 肺结核：病人身上的结核分歧杆菌会通过呼吸道传染给宝宝。

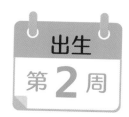

关注呛奶

给宝宝穿衣服的注意事项

给宝宝穿衣服要快速，以免宝宝受凉。给宝宝穿衣服前还需要注意一些细节。

1. 剪下新衣服的商标，尤其是缝在衣服里面的商标，因为商标接触宝宝皮肤可能会使宝宝皮肤红肿。

2. 用清水漂洗新衣服。用干净的水漂洗几遍宝宝的新衣服，去掉可能附着在上面的灰尘或异物等。

3. 室温升高后再脱衣服。确定室内温度升高后，再迅速脱掉或换下宝宝多余的衣物。有的宝宝在脱衣服时会出现受惊反应，这其实是 0 ~ 4 个月宝宝的正常反应，爸爸妈妈可以抓住宝宝的手或胳膊让其安心。

宝宝呼吸时快时慢的主要原因

宝宝偶尔会出现呼吸时快时慢的现象。其实，宝宝在出生后的前 2 周，呼吸运动是浅且没有规律的，呼吸频率一般是 40 ~ 50 次 / 分钟，但在哭闹或者运动时可达到 80 次 / 分钟。发生这种现象的主要原因包括以下几个方面。

1. 宝宝肋间肌柔软、鼻咽部及气管狭小、肺泡顺应性差，所以宝宝以腹式呼吸为主，胸式呼吸较弱。

2. 宝宝的吸气量小，所以，呼吸频率较快。

因此，宝宝呼吸时快时慢是一种正常现象，爸爸妈妈不必过于担心。

为什么不能让宝宝含着乳头睡觉

宝宝正处于快速生长期，很容易饿，所以夜间会吃 2 ~ 3 次奶。爸爸妈妈不能让宝宝含着乳头睡觉，否则既会影响宝宝的睡眠，又难以让宝宝养成良好的吃奶习惯，还容易造成宝宝窒息。此外，让宝宝含着乳头睡觉会导致妈妈乳头皲裂。

夜间喂奶时，妈妈要坐起来抱着宝宝喂奶，喂完奶后轻轻给宝宝拍嗝，然后让宝宝快速入睡。

宝宝呛奶怎么办

宝宝呛奶时，奶液会从鼻子里流出，有可能会造成吸入性肺炎，甚至危及宝宝生命。面对这种情况，爸爸妈妈要及时采取相应措施。

1. 如果宝宝是平躺时发生呛奶，爸爸妈妈应快速让宝宝的脸侧向一边，避免吐出物流入气管。

2. 爸爸妈妈把用干净的纱布缠在手指上，伸入宝宝的口腔，快速将吐出的奶液清理出来，保证宝宝呼吸顺畅，然后清理宝宝的鼻腔。

3. 当宝宝出现憋气、不呼吸或脸色不好时，爸爸妈妈应让其俯卧在自己的膝盖上，拍打宝宝的背部，直至宝宝将奶液咳出。

4. 如果宝宝呛奶但呼吸顺畅，爸爸妈妈可以尝试刺激宝宝的脚底板，让其用力地哭泣，以便观察其哭泣时的呼吸有无异常。如有异常，应及时就医；如哭声洪亮、脸色红润，则无大碍。

金牌月嫂提醒你

怎样给宝宝盆浴

宝宝脐带脱落且肚脐不再渗血水时，就可以盆浴了。

1. 将适量的温水倒入浴盆，用手肘内侧测试水温，以不烫不凉为宜，也可以用温度计测量温度。此外，需要在盆底垫一块毛巾，以免宝宝洗澡时滑倒。

2. 清洗宝宝的头部。

3. 用一只手臂托住宝宝的头及背部，另一手手掌托住宝宝的臀部，将其放入水中，清洗其胸部和四肢，然后将其后移，用手托住其下巴及胸部，清洗其背部。尤其要注意清洗宝宝皮肤的褶皱处，如脖子、大腿根等。

4. 洗完后，用一只手托住宝宝的头部及背部，另一只手托住宝宝的臀部，将其抱出浴盆并放到事先准备好的干毛巾上，擦干宝宝全身。

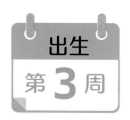

睡觉香，长得快

宝宝睡觉时，家人一定要蹑手蹑脚吗

宝宝睡觉时，有些爸爸妈妈会要求家人不能发出任何声响，怕打扰宝宝睡觉。实际上，宝宝在睡觉时，保持一定的生活声音是必要的。因为声音无处不在，让宝宝养成必须在安静的环境下才能入睡的习惯，反而不利于保证宝宝的睡眠质量。

宝宝应该睡什么床

爸爸妈妈最好让宝宝拥有属于自己的婴儿床，以确保宝宝的安全。婴儿床以木床、平板床为宜，可以保证宝宝脊柱、骨骼的正常发育。婴儿床的四周应有床栏，两侧可以放下，栏杆之间的距离不要过大也不要过小，以防夹住宝宝的头和脚。床栏的高度最好可以调节，方便爸爸妈妈抱出抱进宝宝。婴儿床的四周应为圆角，无凸出部分。

婴儿床可以放在紧挨墙壁或离墙壁50厘米左右的地方，以防宝宝跌落后夹在墙壁和床之间而发生窒息。婴儿床的涂料不要含铅，以防宝宝啃咬床栏后发生铅中毒。

宝宝的头睡偏了，该如何纠正

如果宝宝的头睡偏了，爸爸妈妈应在宝宝出生后的3个月内帮宝宝纠正过来，因为学会翻身的宝宝就不会再任由爸爸妈妈改变其睡姿了。爸爸妈妈尽量让躺着的宝宝的头朝向偏头的另一侧。有的宝宝已习惯朝同一个方向睡觉，那么爸爸妈妈每隔一段时间就要给宝宝调整一下面部的朝向。

喂奶时，怎样避免压到宝宝的鼻孔

妈妈喂奶时要让乳房和宝宝的鼻子有一定的距离，避免压到宝宝的鼻孔，影响宝宝呼吸。刚出生的宝宝可能含不住乳头，这时妈妈可以让宝宝的头部尽量往乳房上方靠一靠。此外，躺着喂奶时也容易挡住宝宝的鼻孔，妈妈最好坐着抱起宝宝喂奶，让宝宝仰着头，下颌紧贴乳房，前额和鼻子离乳房远一些。

宝宝排便次数减少，排便量增加属于正常现象

此时宝宝大便的次数会逐渐减少，母乳喂养的宝宝通常每天排便 3 次左右，喝配方奶粉的宝宝通常每天排便 2 次左右。无论母乳喂养的宝宝还是配方奶粉喂养的宝宝，其每次的排便量都会比刚出生时明显增加。只要宝宝喝奶和睡觉正常，爸爸妈妈就不用担心这种变化。

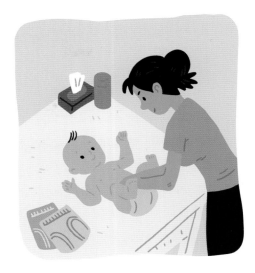

新妈妈给宝宝喂奶前，要先将宝宝的尿不湿换好，因为喂奶后再换，容易引起宝宝溢奶

金牌月嫂提醒你

如何清洗宝宝的头皮痂

有些宝宝特别是较胖的宝宝在出生后不久，其头顶前囟门的部位会有黑色或褐色鳞片状的皮痂，且不易洗掉。这是由皮脂腺分泌的油脂及灰尘等组成的"胎垢"，一般不痒，对宝宝的健康也没有多大影响，但影响美观，爸爸妈妈最好为其去掉。爸爸妈妈可以在给宝宝洗澡前用脱脂棉蘸些宝宝按摩油轻轻涂抹在胎垢上，等洗澡结束时，用脱脂棉蘸水轻抹胎垢。如此两三次后，胎垢就可基本清除。

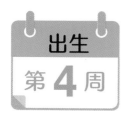

做做抬头训练

给宝宝拍照需注意什么

给宝宝拍照，留下精彩的瞬间，是令众多爸爸妈妈开心的事情。家长在给宝宝拍照时需注意以下两点。

1. 给宝宝拍照时要用自然光加柔光，不能用闪光灯，因为闪光灯会伤害宝宝的眼睛。

2. 拍照时要注意宝宝的情绪，不要为拍照而忽略宝宝的生理、心理需要。

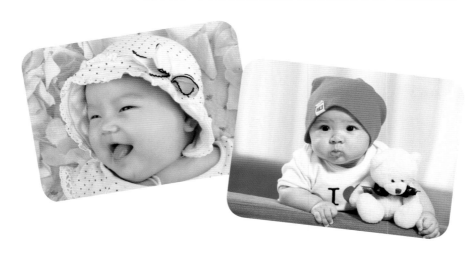

不建议剃满月头

一些地方的风俗是在宝宝满月时，给宝宝剃满月头，就是把胎毛全部剃掉，以便让宝宝的头发长得乌黑浓密。事实上，这是没有科学依据的。宝宝头发长得快与慢、粗与细、多与少等，和是否剃过胎毛没有任何关系。

此外，剃满月头容易损伤宝宝娇嫩的皮肤，导致细菌侵入头皮破坏毛囊，影响头发生长，甚至会导致脱发。

在宝宝因头发长长而出汗变多时，为预防湿疹，爸爸妈妈可以把宝宝的头发剪短，但不宜给宝宝剃光头。即使宝宝出现了湿疹，也不要给宝宝剃光头发，否则容易引起感染。

宝宝应怎样穿衣服

宝宝大多数时间在室内待着，且新陈代谢旺盛，所以不宜穿太多衣服。正常情况下，宝宝比成人多穿一件即可。如果担心宝宝着凉，可以给宝宝加个兜肚。

为什么不能给宝宝戴饰品

按照一些民间习俗，长辈会送给宝宝一些饰品，如长命锁、如意手镯等。对于长辈的祝福，爸爸妈妈表达谢意即可，不要让宝宝戴饰品，因为给宝宝戴饰品存在诸多隐患。

1. 这些饰品的绳子等可能会勒伤宝宝的脖子或四肢，或引起血流不畅。
2. 饰品缝隙中的细菌可能会通过宝宝的口腔进入体内，进而影响宝宝的健康。

为什么不用过于担心宝宝出现的枕秃

宝宝大部分时间躺在床上，脑袋和枕头接触的地方容易出汗导致皮肤发痒，而宝宝不会自己抓，只能通过摇晃脑袋来对付脑后发痒，时间长了，宝宝后脑勺的头发就会被磨掉，出现枕秃。爸爸妈妈不必过于担心，等宝宝能自由翻身后，这个问题就会消失。

需要给宝宝补充维生素 AD 制剂

维生素 D 能促进钙的吸收，帮助宝宝拥有强健的骨骼。一般来说，晒太阳后，身体会自动生成维生素 D。但宝宝在出生后的前 6 个月里不宜到户外，而且宝宝的皮肤比较娇嫩，不宜长时间晒太阳。

因此，宝宝出生后，每天均应摄入 400IU 的维生素 D 补充剂。考虑到我国婴幼儿半数以上存在亚临床维生素 A 缺乏的现状，爸爸妈妈应给宝宝补充维生素 AD 制剂。

应如何给宝宝选择玩具

宝宝的手很小，能抓握玩具，只是不会玩，加上听觉发展早于视觉发展，所以，爸爸妈妈可以给宝宝选择一些颜色鲜艳、带声音的玩具，如拨浪鼓、床铃等。

可以给宝宝看哪些图案

给宝宝看高对比度的黑白图案能刺激宝宝视觉发育，激发宝宝观察和探索世界的好奇心，培养宝宝的观察力、记忆力、专注力，还能刺激宝宝的大脑发育。

爸爸妈妈可以将黑白图案卡片放在离宝宝脸部20厘米左右处并慢慢移动，让宝宝的视线随着卡片的移动而移动，培养宝宝的视觉追逐能力。

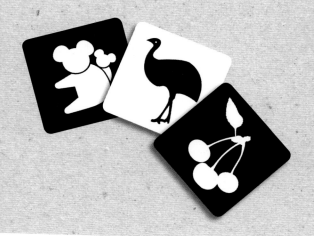

怎样帮助宝宝调整睡姿

仰卧和侧卧交替，能让宝宝全身肌肉放松。侧卧还便于吐奶的宝宝及时吐出口腔内的异物。宝宝也可以适当俯卧，但是爸爸妈妈要保证宝宝不会被挡住口鼻，造成呼吸困难；俯卧时间不能太长，否则会影响宝宝胸部和肺部的发育。

给宝宝申报户口的流程是什么

爸爸妈妈不要忽略给宝宝申报户口的事情。申报户口要带齐必要的材料（可事先向派出所咨询），到户口所属的派出所填写户口申请单，进行户口登记，缴纳一定的手续费。这样，宝宝的名字就能添加到户口本上，正式成为家庭的一员。

要带宝宝注射乙肝疫苗

宝宝满月后，爸爸妈妈应该带着宝宝去注射第二针乙肝疫苗。乙肝疫苗能提高宝宝抵抗乙肝病毒的能力，给宝宝的健康多添加一份保障。

轻捏慢揉做抚触，
呵护宝宝健康

扩张血管与促进血液
循环。

减轻压力，调节生活
规律，让宝宝睡觉更
安稳、醒来更清醒。

抚触的好处

促进吸收与消化，强健
消化系统，缓解消化不
良与胀气。

增进亲子感情，促成
亲子连心。

抚触前的准备

1 爸爸妈妈应取下戒指、手镯、手表
等容易划伤宝宝的饰品，剪短指甲，
用温水洗净双手。

2 抚触前，爸爸妈妈可以为宝宝涂抹
按摩油，如橄榄油或婴儿润肤油等，
在保护并滋润宝宝娇嫩皮肤的同时，也
让宝宝更舒适地享受抚触。

3 在抚触的过程中，爸爸妈妈播放节
奏舒缓、曲调优美的古典音乐，既
能营造舒适温馨的氛围，又能激发宝宝
的音乐欣赏能力、创造能力、认知能力
和语言能力。

抚触时间和环境

1 抚触要选择在两次喂奶之间，最好
在晚上给宝宝洗澡后进行。爸爸妈
妈将宝宝的衣物脱掉，在其身下铺上柔
软的毛巾被，使用橄榄油或婴儿润肤油
给宝宝按摩。其间，爸爸妈妈要保持手
掌的温热。

2 室内温度最好在 23~25℃，光线柔
和，通风状况良好，尽量保证抚触
期间不要有人走来走去。

面部抚触——眉部

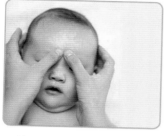

1 将双手拇指置于宝宝的眉头上方，其余四指固定于宝宝脑后

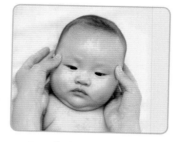

2 双手拇指沿眉骨方向水平揉按至宝宝太阳穴处，轻揉太阳穴

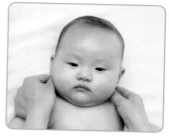

3 可以从太阳穴向下按摩至宝宝耳后，也可以用拇指沿着胸锁乳突肌一直向下按摩至宝宝颈部。每天可做5遍

胸部抚触——扩胸运动

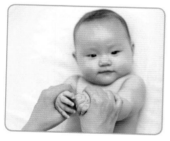

1 双手分别握住宝宝的两只小手

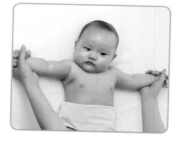

2 向水平方向伸展宝宝的小手

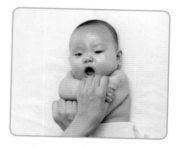

3 收回宝宝的手臂并交叉于胸前，让其左臂在上

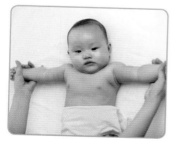

4 恢复水平位

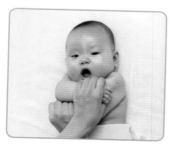

5 重复上述动作，让其右臂在上。每天可做5遍

上肢抚触——搓手臂

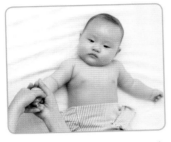

1 左手握住宝宝的小手，右手拇指与其余四指握成环状，松松地套在宝宝的手臂上

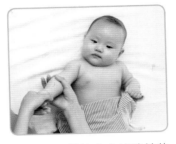

2 右手手掌从宝宝的腕关节开始向上圈绕，揉按至宝宝的肩关节。揉按时，用腕关节发力

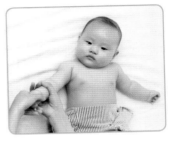

3 从宝宝的肩关节揉按回腕关节。每天可做5遍

上肢抚触——手臂大运动

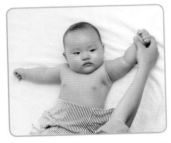

1 一只手握住宝宝的一只小手。将宝宝的手臂由身体的侧面提至与体轴呈90°处

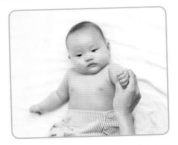

2 以肩部为轴，向外做循环转动一周后，回到原位

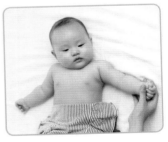

3 每天可做5遍

215

下肢抚触——膝关节伸屈

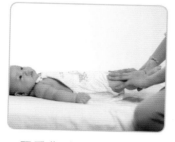

1 双手分别握住宝宝的两条小腿

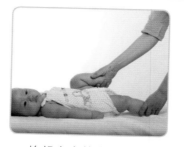

2 抬起宝宝的右腿向上推，推至左腿膝盖弯曲，尽可能使宝宝的大腿贴近腹部

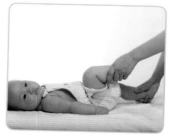

3 抬起宝宝的左腿做同样的动作。每天可做 5 遍

下肢抚触——双腿上举运动

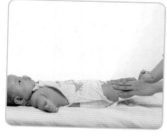

1 双手四指紧贴在宝宝的膝关节处，拇指按在宝宝的腓肠肌上，使宝宝的双腿伸直

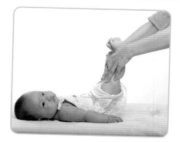

2 抬起宝宝双腿，缓缓上举，使宝宝的双腿与身体呈 90°

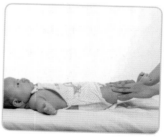

3 慢慢将宝宝的双腿放回原处。每天可做 5 遍

宝宝的喂养——母乳喂养

为什么坚持母乳喂养的信心很重要

新妈妈对自己能够胜任母乳喂养的自信心是母乳喂养成功的基本保证。新妈妈要相信不论乳房的形状、大小如何，都能分泌足够的乳汁，都能带给宝宝丰富的营养。

好心情可促进乳汁分泌

母乳分泌与新妈妈的心理因素及情绪、情感关系极为密切，所以在任何情况下，新妈妈都要不急不躁，以平和、愉快的心态面对生活中的一切。

母乳从哪里来

受孕后，女性体内的激素分泌增多，能促使腺体组织增生，分泌乳汁。宝宝出生后，就能喝到源源不断的乳汁。而刚出生的宝宝，只要趴在新妈妈的乳房上，就会主动寻找乳头。宝宝吸吮乳头会刺激乳头上的特殊神经接收器将信息传给脑下垂体，促使其分泌泌乳素和缩宫素，帮助新妈妈分泌充沛的乳汁。

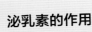

1

泌乳素的作用

泌乳素能促进乳汁分泌。当宝宝吸吮乳头时，泌乳素经由血液到达乳腺，促进乳腺分泌乳汁，并促使乳腺分泌下一餐的乳汁。因为泌乳素在夜晚比白天分泌得多，所以新妈妈应好好把握夜间喂奶的机会。

2

缩宫素的作用

缩宫素可以刺激乳腺周围弹性组织收缩，进而挤出大量乳汁和额外的脂肪。在缩宫素刺激下分泌的乳汁富含脂肪、乳糖和其他营养素，能让宝宝产生饱腹感，所以新妈妈要让宝宝吸空一侧乳房后再吸另一侧乳房。

母乳喂养的好处有哪些

✤ 母乳营养丰富，是宝宝最理想的天然食品

母乳含有较多的脂肪酸和乳糖，钙、磷比例适宜，适合宝宝消化和吸收，不易引起过敏反应、腹泻和便秘；母乳含有利于宝宝大脑细胞发育的牛磺酸，有利于促进宝宝智力发育。

✤ 母乳是宝宝免疫抗体最重要的来源

母乳含有多种可增加宝宝免疫力的物质，能使宝宝抵抗各类感染，减少患病。对于宝宝来说，初乳更是任何代乳品都无法替代的食物。

✤ 可增进亲子感情

在母乳喂养中，新妈妈对宝宝的照顾、抚摸、拥抱等身体接触都是对宝宝的良好刺激，不仅能够增进亲子感情，而且能够使宝宝获得满足感和安全感，促进其心理和大脑的发育。

✤ 减少过敏反应

母乳中的乳蛋白不同于牛奶中的乳蛋白，可以减少宝宝特别是过敏体质宝宝因牛乳蛋白过敏而引起的腹泻、气喘、皮肤炎症等。

✤ 促进产后恢复

宝宝吸吮乳头会刺激新妈妈分泌缩宫素，有利于促进产后子宫收缩，减少产后出血。

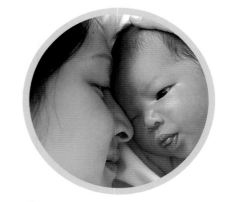

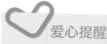

爱心提醒

母乳中含有镇静助眠的天然吗啡类物质，可以帮助宝宝安睡。母乳中的生长因子能加速宝宝体内多种组织的新陈代谢和促进宝宝各个器官的生长发育。

母乳按分泌的时间分为初乳、过渡乳和成熟乳

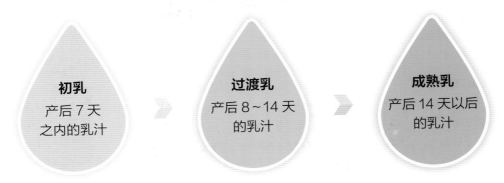

初乳
产后 7 天
之内的乳汁

过渡乳
产后 8~14 天
的乳汁

成熟乳
产后 14 天以后
的乳汁

珍惜产后 1~7 天的宝贵初乳

初乳富含营养和免疫活性物质，对宝宝的健康十分有利，所以爸爸妈妈一定要珍惜初乳，尽早让宝宝吸吮乳头。

初乳的主要成分	初乳的重要性
丰富的抗体	宝宝的"第一剂疫苗"，利于提高宝宝的免疫力
蛋白质	抵抗细菌和病毒的感染
低聚糖	有利于益生菌增殖，促进胎毒排出
生长因子	促进肠道发育成熟
丰富的维生素	有助于降低宝宝感染的可能性

产后 8~14 天的乳汁为过渡乳

初乳和成熟乳之间的母乳就是过渡乳，这一时期比较短暂，但此阶段母乳所含的脂肪最多、所含的蛋白质和矿物质有所减少。

产后 14 天以后的成熟乳

这时候的乳汁不仅含有丰富的营养物质，而且其中的营养成分还会随着宝宝的生长变化发生相应的改变。

主要成分	作用
蛋白质	母乳中的蛋白质不仅作为营养素存在，还具有独特的作用：促进营养素的吸收、刺激肠道建立正常菌群、促进宝宝肠道和全身免疫系统的成熟等
低聚糖	低聚糖作为宝宝肠道正常菌群的食物，可以促进益生菌生长，打造健康的肠道环境。健康的肠道可以保证营养素吸收更完全，还能保证宝宝排便顺畅，减少便秘。此外，良好的肠道环境能促进肠道局部和全身免疫系统的发育，预防感染性疾病、过敏性疾病

产后 3~5 个月的成熟乳中的蛋白质含量为 8~10 克/升

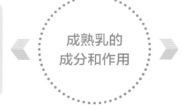

成熟乳的成分和作用

产后 6 个月后的成熟乳中的蛋白质含量为 7~8 克/升。这是因为随着宝宝的成长，每千克体重需要的蛋白质在减少。这种蛋白质浓度的变化是非常合理的

宝宝的胃容量是怎样变化的

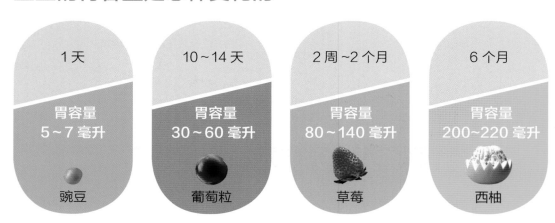

1 天	10~14 天	2 周~2 个月	6 个月
胃容量 5~7 毫升	胃容量 30~60 毫升	胃容量 80~140 毫升	胃容量 200~220 毫升
豌豆	葡萄粒	草莓	西柚

产后 0.5 小时内让宝宝吮吸乳头

尽早让宝宝吸吮乳头能让新妈妈尽快开奶，增进母子之间的感情，而且早开奶对新妈妈和宝宝都有好处。

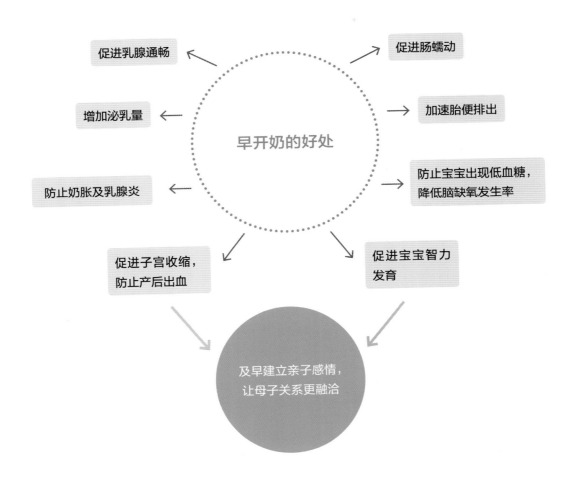

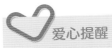
爱心提醒

在胎便没有完全排出前，宝宝的吃奶量会偏少，但宝宝每天的吃奶量是逐渐增加的。宝宝每天需要的奶量可以根据其体重计算：体重 ×100×（1.5～1.8）= 24 小时的奶量。

前奶、后奶的营养不同，要让宝宝都吃到

在每次喂奶的过程中，乳汁的成分是有变化的。一般来说，乳汁可分为前奶和后奶，两者所含的营养成分是略有不同的。

喂奶时，宝宝先吸出来的奶叫作"前奶"，其外观较稀薄，但富含水分、蛋白质；前奶之后的乳汁，色白并较浓稠，被称为"后奶"，富含脂肪、乳糖和其他营养素，能给宝宝提供所需的能量，并让其产生饱腹感。

一般情况下，宝宝吮吸 10 分钟以上就能把前奶、后奶都吃到。因此，新妈妈在给宝宝喂奶时，不要匆忙，应先喂空一侧乳房后，再换喂另外一侧乳房；不可将前奶挤掉，而应每次都让宝宝吃到前奶和后奶，以保证宝宝摄入全面的营养。

纯母乳喂养的宝宝需要喝水吗

对于这个问题，联合国儿童基金会提出的"母乳喂养新观点"认为，一般情况下，纯母乳喂养的宝宝在 6 个月以内不必添加任何食物、饮料和水。

母乳的主要成分是水，而且含有宝宝满 6 月龄前所需要的蛋白质、脂肪、乳糖、维生素、铁、钙、磷等。对于宝宝来说，母乳不仅是粮食，还是饮料和药物，能满足他们新陈代谢的全部需要，因此不需要爸爸妈妈额外喂水。

强迫宝宝吃奶的危害有哪些

有些新妈妈总担心宝宝吃不饱，即使宝宝已经几次将乳头吐出来，也还是将乳头硬塞入宝宝口中。这样强迫宝宝吃奶的行为，时间一长就会产生以下 3 个方面的不利影响。

1. 宝宝的胃口被撑大，摄入量增加，成为肥胖儿。
2. 摄入量过多，消化道负担加重，不能正常工作，甚至罢工，会降低宝宝的食欲。
3. 被迫进食，可能使宝宝形成精神性厌食。

正确的哺乳方式有哪几种

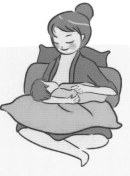

摇篮式

摇篮式是一种颇为常见的哺乳方式，也是早期哺乳比较理想的方式。宝宝的头部枕着新妈妈的手臂，身体朝向新妈妈，而新妈妈的手应托住宝宝的臀部，方便身体接触。新妈妈利用软垫或扶手支撑手臂，手臂的肌肉便不会因为抬肩过高而绷紧。采用这种哺乳方式时，新妈妈可以把脚盘起或者把脚放在脚踏、小凳子上，这样有助于身体放松。

半躺式

在分娩后的最初几天里，新妈妈坐起来仍有困难，这时，以半躺式的方式喂哺宝宝最为适合。新妈妈用枕头垫高上身，斜靠躺卧，让宝宝横倚在自己的腹部。

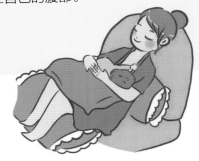

揽球式

在哺乳双胞胎时，或同时有另一个孩子想依偎妈妈时，这种哺乳方式尤为适用。剖宫产、乳房较大的新妈妈也适合使用这种哺乳方式。宝宝躺在新妈妈的臂弯里，而新妈妈的下臂应托着宝宝的背部，身子稍微前倾，让宝宝靠近乳房。开始哺乳后，新妈妈可放松一些，将身体后倾。

侧卧式

这种方式适合早期哺乳、新妈妈疲倦时哺乳，也适合剖宫产妈妈哺乳。新妈妈和宝宝都侧卧在床上，腹部相对，宝宝的嘴正对乳头。

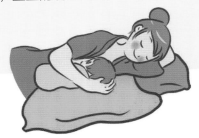

什么是按需喂养

 新妈妈和宝宝 24 小时在一起，每天分离的时间可能不超过 1 小时。

 只要宝宝饥饿或新妈妈奶胀，就可以哺乳。喂奶间隔时间和持续时间没有限制。

应让足月出生的宝宝在出生后的几天内频繁有效地吸吮新妈妈的乳房，不给宝宝吃母乳以外的任何食物及饮料。实行"三早"（早接触、早吸吮、早开奶），实行 24 小时母婴同室，是保证母乳充足的最好办法。

如何观察宝宝吸吮的姿势是否正确

给宝宝喂奶时，新妈妈要先用乳头轻轻碰触宝宝的上唇，待宝宝出现寻乳反射、嘴巴张大时，再对准宝宝的上颚，将乳头放入宝宝的嘴巴，这样，宝宝就能含住整个乳晕。

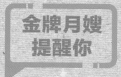
金牌月嫂
提醒你

怎样哺乳能避免肩膀疼痛

新妈妈给宝宝喂奶，要左、右乳房交替进行，时间以 15~20 分钟为宜。让宝宝吸空一侧乳房后再吸另一侧乳房，下次哺乳时先后顺序调换一下，这样既可以保证左、右乳房都被吸空，让宝宝吸到最后一部分脂肪含量较多的乳汁，也可以促进乳腺分泌更多的乳汁，还能避免新妈妈肩膀疼痛。

宝宝的吸吮状态

良好的吸吮状态	不良的吸吮状态
吸吮慢而深，有停顿	吸吮快而浅
吸吮时双颊鼓起	吸吮时面颊内陷
吃饱后，嘴才会松开乳头	含不住乳头
新妈妈有泌乳反射指征	新妈妈无泌乳反射指征

宝宝的含接方式

含接良好 （宝宝嘴巴上方有较小乳晕或没有）	含接不好 （宝宝嘴巴下方有较大乳晕）
嘴张得较大	嘴张得较小
下唇向外翻	下唇向内收
下颌接触乳房	下颌未触到乳房
新妈妈有泌乳反射指征	新妈妈无泌乳反射指征

如何提高母乳"产量"

❖ 产后及早开奶

通常，产后最初几天的乳汁不会很多，四五天以后的乳汁会明显增多。所以新妈妈在开始的几天千万不要因乳汁少而灰心丧气，要多让宝宝吸吮乳头，以刺激乳腺分泌乳汁。产后应早喂、勤喂，坚持下去，经过三五天，乳汁自然会增多。

❖ 产后均衡摄取营养

新妈妈应该均衡摄取营养，适当补充蛋白质等多种营养，多吃新鲜蔬果及多汁的液态食物等。此外，新妈妈还应该多吃富含维生素 E 的食物，如植物油和各种坚果等，增加乳汁的分泌量。

❖ 产后 3 天内饮食宜清淡

新妈妈在产后的 3 天内不宜开大荤，特别是不要食用老母鸡汤等；适宜清淡饮食，多吃一些汤水类食物，如丝瓜汤等，有利于乳汁的分泌。

❖ 产后第 4 天宜开始进食通乳食物

从产后第 4 天开始，新妈妈可适当加强营养，选择有通乳作用的食物，如榴莲、豆制品、黑芝麻、燕麦粥、玉米须水、红豆红枣豆浆等。

产后 2~3 天还没开奶，也不用担心会饿到宝宝

有些新妈妈在产后 2~3 天还没有分泌初乳，就会焦虑，担心宝宝会被饿到。其实新妈妈不必担心，宝宝出生时会从母体中给自己带够 3 天的"粮食"，在出生后的头 3 天里是可以不吃食物的。

家人和新妈妈如果都担心宝宝会饿到，可以先给宝宝喂些温开水或者配方奶粉，但在宝宝吸吮出母乳之前不要用奶瓶喂宝宝，可以用小勺喂宝宝。因为奶嘴相对于乳头更容易吸吮，出水量也更大，宝宝接触奶嘴后就容易抵触乳头。

给宝宝喂配方奶粉之前，可以先给宝宝喂食 10 毫升左右的温开水或浓度为 5% 的淡葡萄糖水。给宝宝冲配的第一顿配方奶粉应为 30 毫升，这个量因为只是母乳喂养前的一种尝试，所以不要过大，否则会影响宝宝吸吮母乳的欲望。总之，新妈妈即使在头 3 天没有分泌乳汁也不用过于担心。

新妈妈可以通过按摩的方法加速乳房的血液循环，促进乳汁分泌，这也是最简便、安全、有效的催乳方式。按摩之前，新妈妈最好用热毛巾对整个乳房热敷几分钟，对于有硬块的地方要多敷一会儿，然后进行按摩。按摩方法有如下3种。

第一种	第二种	第三种
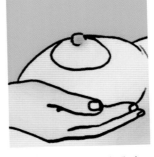	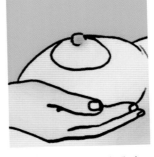	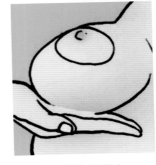
1. 用一只手包住乳房	1. 用一只手固定住乳房，从下往上推	1. 将乳房放在手掌上
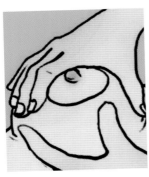	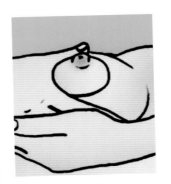	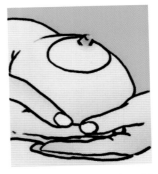
2. 另一只手的拇指贴在乳房的侧面，画圈，用力摩擦	2. 另一只手稍微弯曲地贴在支撑着乳房的手的外部，用力往上推，再放下	2. 另一只手放在乳房正下方，用力抬起

宝宝的喂养——混合喂养

什么是混合喂养

　　混合喂养是一种结合母乳喂养和配方奶粉喂养的喂养方式，适合母乳不足的新妈妈。虽然这种喂养方式的作用和效果不如纯母乳喂养，但这种喂养方式能在母乳分泌量不足的情况下，让宝宝摄入足够的奶量，保证宝宝的正常发育。

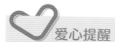

爱心提醒

　　新妈妈不要因为母乳不足而放弃母乳喂养，应该坚持母乳喂养宝宝到其满 12 个月时，之后便可使用配方奶粉等代乳品喂养宝宝。

好处

1. 能够在乳汁分泌总量不足的情况下，让宝宝尽可能多地摄入母乳。
2. 让宝宝每天都能吃到数次母乳，对他的健康会有很多好处，如提高抵抗力、减少过敏现象等。

坏处

1. 在某些情况下，混合喂养会因为过早地添加配方奶粉而最终导致母乳喂养失败。
2. 有些宝宝还会在混合喂养的某个阶段出现乳头混淆，并可能因此拒绝吃配方奶粉或者母乳。

判断母乳是否够吃的四大标准

1.看母乳喂养后，宝宝能否安静睡到 30 分钟以上。

2.看宝宝的大便是否为金黄色糊状，每天的排便次数是否为 2 ~ 6 次。

3.看宝宝每天的排尿次数能否达到 10 次。

4.看宝宝的体重增长情况能否达到每天增长 30 克左右或第一个月增长 600 克以上的标准。

如果不能达到以上标准，爸爸妈妈就应该给宝宝添加配方奶粉。

配方奶粉和母乳如何搭配

配方奶粉和母乳搭配喂养的方法有两种：补授法和代授法。

❖ 补授法

补授法，即将母乳后不足的部分用配方奶粉补齐。其好处是能保证宝宝每顿都可以吃上一定量的母乳。

❖ 代授法

代授法，即用配方奶粉完全代替一次或几次母乳，但宝宝每天吃配方奶粉的次数应不超过吃母乳次数的一半。

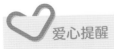

爱心提醒

无论采取哪种方法混合喂养，每天都要让宝宝定时吸吮乳头；补授或代授的奶量及食物量要足，并且要注意卫生。

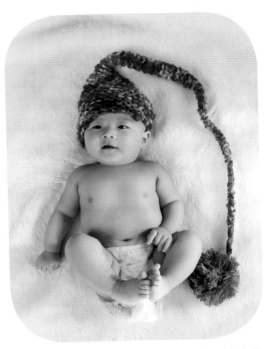

无论采用何种方式喂养宝宝，都要保证宝宝体重正常增长，否则就要及时调整喂养方式

混合喂养的技巧有哪些

新妈妈刚开始给宝宝进行混合喂养时，可能会对喂乳量掌握得不是很好。下面介绍两个混合喂养的技巧，以帮助新妈妈轻松喂养宝宝。

尽量多吃母乳

混合喂养要充分利用有限的母乳，尽量多喂母乳。新妈妈一觉得母乳不足，就减少喂母乳的次数，会使母乳越来越少。母乳喂养的间隔要均匀，不要很长一段时间都不喂母乳。

夜间最好喂母乳

夜间新妈妈比较累，尤其是后半夜，起床给宝宝冲配方奶粉费时费力，最好给宝宝喂母乳。夜间新妈妈休息时，乳汁分泌量会相对较多，而宝宝的需要量相对减少，所以母乳一般能满足宝宝的需要。但如果母乳量实在太少，就需要以配方奶粉为主。

宝宝不接受配方奶粉有哪几种情况

宝宝不接受配方奶粉一般有两种情况。

一种情况是身体不接受，即有的宝宝对配方奶粉不耐受或过敏。如果经过医生诊断，宝宝真的对食用的配方奶粉过敏，爸爸妈妈就需要考虑给宝宝换用深度水解蛋白配方奶粉或氨基酸配方奶粉。

另一种情况是形式上不接受，即母乳喂养的宝宝不接受配方奶粉。母乳真的不够宝宝吃时，爸爸妈妈就要为其添加配方奶粉。但新妈妈给宝宝喂配方奶粉时，部分宝宝会因为闻到的是妈妈身上的母乳味道而抗拒配方奶粉，所以如果要给宝宝喂配方奶粉，可以由家里其他人来进行。但是如果用尽了办法，宝宝也不接受配方奶粉，甚至出现了生长发育异常，爸爸妈妈就有必要考虑中断母乳而直接喂配方奶粉，或者将吸出来的母乳放在奶瓶里喂养宝宝，不足的部分再用配方奶粉补充。

为什么配方奶粉不能冲太浓

一些爸爸妈妈在给宝宝冲配方奶粉时，总是有意无意地多加点儿，认为这样可以使宝宝摄入的营养更多，还顶饱，晚上也能睡得更好。殊不知，配方奶粉冲得太浓对宝宝健康的危害是非常大的。

❖ 影响宝宝的正常消化

配方奶粉冲调的适宜浓度，取决于配方奶粉中各种营养成分的比例和宝宝生长阶段的消化能力。配方奶粉冲得太浓，会引起宝宝消化不良、排便困难，也会增加宝宝患消化道疾病的风险。

❖ 影响宝宝的肝肾功能

配方奶粉冲太浓会让宝宝摄入过量的蛋白质、脂肪和矿物质，而这些过量的物质需要通过肝脏代谢和肾脏代谢排出体外，这势必会增加宝宝的肝肾负担。

❖ 影响宝宝对水的吸收

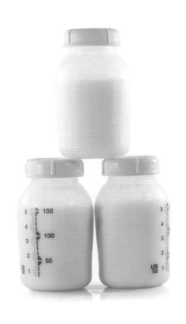

用配方奶粉喂养宝宝时，补充适量水分是必要的。过浓的配方奶粉会降低宝宝的饮水意愿，减少排尿的量和次数，能间接加重宝宝肾脏的负担。

综上所述，冲调配方奶粉要严格按照包装上建议的冲调方法，不能随意增加或降低配方奶粉的浓度。冲调时先加温水，后加配方奶粉，摇匀后尽快喂给宝宝。 在两顿配方奶粉之间要及时给宝宝补充水分，以保证宝宝健康成长。

能否把母乳吸出来，和配方奶粉混在一起喂宝宝

正常情况下，不建议采用这种喂养方法。首先，人工挤奶不如宝宝吸吮更能促进乳汁的分泌。其次，如果冲调配方奶粉的水温较高，会在一定程度上破坏母乳中的某些物质。再次，这种做法不利于爸爸妈妈掌握需要补充的配方奶粉量。最后，母乳喂养除了让宝宝获得人工食物中没有的多种营养素和免疫物质外，还能通过肌肤的接触让宝宝得到心理上的满足，增进母子之间的感情。

怎样防止人为造成混合喂养

宝宝一天天长大，其吸吮能力在增强，吸吮速度在加快，吃奶的时间也缩短了。爸爸妈妈不能因此就认为母乳不够宝宝吃了。

如果爸爸妈妈为宝宝添加了配方奶粉，硅胶奶嘴吸吮省力、配方奶粉比母乳甜等因素就有可能会使宝宝喜欢上配方奶粉，而不再喜欢母乳。母乳是宝宝吸吮刺激得越多，分泌量越多，如果每次都有吸不净的乳汁，就会使乳汁的分泌量逐渐减少，最终造成母乳分泌不足，人为地导致混合喂养。

混合喂养的宝宝如何补水

由于母乳中含有充足的水分，严格按照说明书冲调的配方奶粉中的水分也能满足宝宝的需要，所以一般情况下混合喂养的宝宝是不需要补水的。

需要注意的是，如果在炎热的夏季，宝宝有口渴、体温升高、出汗量大等症状，爸爸妈妈就需要给宝宝适当补充一些水分。但如果宝宝拒绝喝水，爸爸妈妈也不要强迫宝宝喝。

混合喂养的注意事项有什么

混合喂养只限于母乳分泌不足或者新妈妈有特殊情况而无法进行母乳喂养的情况。

注意事项	具体原因
做好奶具消毒工作	因为奶瓶都会残留奶液，易滋生细菌，会导致宝宝消化不良等，所以平时要做好奶具的消毒工作
冲泡奶粉注意卫生	冲泡奶粉前要洗净双手
奶粉温度适宜	喂奶前将奶液滴在手背上感受温度，以不感到烫也不感到凉为宜
不要轻易更换奶粉	宝宝对奶粉的适应有个过程，突然更换奶粉容易导致宝宝厌食或者腹泻等
母乳为主、奶粉为辅	如果新妈妈的乳汁较为充足，就要坚持母乳为主、奶粉为辅的原则，但奶粉的量要由宝宝的需求和母乳缺少的程度来决定

宝宝的喂养——人工喂养

什么是人工喂养

新妈妈因某些原因不能进行母乳喂养时，可选用配方奶粉喂养宝宝。人工喂养需要适量，否则不利于宝宝发育。

好处

1. 人工喂养的事情可以由除新妈妈外的爸爸、奶奶、爷爷、外公、外婆或保姆等来完成，减轻新妈妈的负担，让宝宝和更多的家人亲密接触。
2. 采用人工喂养便于掌握喂奶量，因为宝宝每次吃了多少毫升的奶是显而易见的。

坏处

1. 可能会因为奶具消毒不严格而引起宝宝腹泻、胃部不适。
2. 需要购买奶具及奶粉，没有母乳喂养实惠。
3. 需要掌握一系列调配制奶、消毒等技术，没有母乳喂养便利。
4. 谨防冲好的奶粉变质。

给宝宝喂配方奶粉后应注意什么

从母乳喂养改为人工喂养后，爸爸妈妈要密切观察宝宝的生长、食欲和大小便等情况。

怎样选择配方奶粉

市场上的配方奶粉种类很多，爸爸妈妈在为宝宝购买配方奶粉时，应选择最适合宝宝健康成长的奶粉。

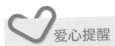 **爱心提醒**

配方奶粉作为部分宝宝的"第一口粮"，其营养成分与新生儿营养需求基本一致，是在无法纯母乳喂养的情况下的最好选择。

选购配方奶粉时要注意其奶源、配方和工艺

根据营养需求看配方和工艺，选购奶粉就有了方向。奶源优质是好奶粉的前提和基础。优质奶源的标准应该包括优质的奶牛品种、良好的自然环境（如空气、水源、牧草等）、科学的养殖方法和严格的管理制度。所以，爸爸妈妈在选购配方奶粉时要首选知名度高、有信誉的厂家，再了解其奶源（天然牧场喂养的奶牛是最佳奶源）。

配方（营养成分表）也很关键，选配方奶粉必须学会看配方。配方一般包括营养成分的名称，营养成分的含量。看配方主要是看营养成分的种类、含量和配比。配方越接近母乳，对宝宝越好。宝宝喝完这类配方奶粉后可以睡得很香，在食欲、肠道健康、体重增长指标等方面也不会出现任何异常。

配方奶粉的营养成分种类、含量和配比固然重要，但一款配方奶粉的质量还与配方奶粉的生产工艺密切相关。生产工艺直接决定配方奶粉的各项物化指标和配方奶粉中营养成分的可利用性，也决定着配方奶粉的易用性。

无论是罐装配方奶粉还是袋装配方奶粉，爸爸妈妈在购买时都不能忘记观察配方奶粉的包装，尤其是包装上的配方、性能、适用对象、使用方法等文字说明。此外，爸爸妈妈还要检查配方奶粉的生产日期和保质期，有无漏气，有无块状物体等，判断购买的配方奶粉是不是合格产品，是否已经变质。

人工喂养时怎样判断喂奶量标准

每个宝宝需要的奶量不同，而且同一个宝宝每次需要的奶量也不同。爸爸妈妈要观察宝宝的需求量，最好采用少量多次的方式逐步添加奶量，直到找准宝宝的需求量。例如，第一次给宝宝喂奶时，爸爸妈妈可以从 15～20 毫升开始，如果宝宝能吃完，就每天每次增加 10～15 毫升。宝宝的奶量也可以参考所选的配方奶粉提供的喂养建议。

喂奶时，爸爸妈妈要保证奶嘴处充满奶液，以免宝宝因吸入过多空气而出现腹胀、溢奶等情况。

怎样给宝宝选择奶瓶和奶嘴

一套合适的奶瓶、奶嘴对于宝宝的健康成长来说非常重要。宝宝用合适的奶瓶、奶嘴，才能顺利地进食，否则就容易发生呛奶、溢奶、胀气、消化不良等问题，从而影响宝宝的正常发育。

❖ 奶瓶的选择

奶瓶的材质

奶瓶的材质主要有玻璃和树脂两种。这两种奶瓶各有利弊。玻璃奶瓶除了强度不够、易碎外，其他方面都优于树脂奶瓶。树脂奶瓶不容易摔坏，可让宝宝自己拿着使用，也方便出门携带。在宝宝3个月以后可以多用树脂奶瓶。

奶瓶的型号

奶瓶按口径类型分为标准口径和宽口径两种。宽口径奶瓶的瓶口比标准口径的奶瓶的瓶口宽，方便往里面倒奶粉，且容易清洗。所以现在更多的家庭选择宽口径奶瓶。当然，爸爸妈妈要根据宝宝的年龄和实际情况选择合适的奶瓶。

❖ 奶嘴的选择

奶嘴的形状

奶嘴按照孔径不同分为小圆孔（S号）、中圆孔（M号）、大圆孔（L号）、Y字孔和十字孔五种。不同型号的奶嘴适合不同年龄的宝宝。小圆孔（S号）奶嘴适合不能控制奶量的新生儿使用；中圆孔（M号）奶嘴适合2~3个月大、用小圆孔（S号）奶嘴吸奶用时过长的宝宝；大圆孔（L号）奶嘴适合以上两种奶嘴喂奶时间过长，但奶量不足、体重较轻的宝宝；Y字孔奶嘴适合能自我控制吸奶量，喜欢边喝边玩的宝宝；十字孔奶嘴适合宝宝吸饮果汁、米粉或其他粗颗粒饮品时使用。

奶嘴的材质

奶嘴一般有乳胶和硅胶两种材质。乳胶奶嘴有弹性、柔软，颇似新妈妈的乳头，但是会有一点儿橡胶的味道，容易变形，不宜长时间高温消毒。硅胶奶嘴没有橡胶的味道，不易老化，但其质感不如乳胶奶嘴，宝宝可能不愿意接受。

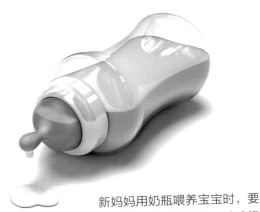

新妈妈用奶瓶喂养宝宝时，要注意给奶瓶及时消毒：玻璃奶瓶可以用蒸锅消毒，树脂奶瓶可以用专用的洗涤剂消毒

按需喂养，及时喂养

和母乳喂养一样，人工喂养也应该做到按需喂养。宝宝没有时间概念，对饿和饱的感受很直观，因此爸爸妈妈不要拘泥于时间表，应该根据宝宝的需求随时喂养。此外，宝宝一天一天长大，对奶量的要求也在逐渐增加，爸爸妈妈要及时增添奶量。

如何给宝宝喂配方奶粉

1. 以坐姿为佳，让宝宝的头靠在喂养者的肘弯处，让宝宝的背部靠在喂养者的前手臂处。

2. 喂奶时，先用奶嘴轻触宝宝的嘴唇，刺激其觅食反射，然后将奶嘴轻轻放入宝宝口中。奶瓶要保持一定的倾斜度，让奶瓶里的奶始终充满奶嘴。

3. 中断喂奶时，应该将小指轻轻滑入宝宝的嘴角，然后轻轻拔出奶嘴。

金牌月嫂提醒你

冲调配方奶粉的方法

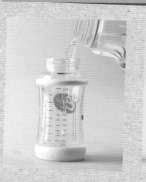
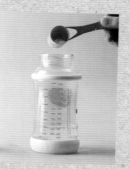
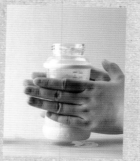
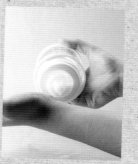

将烧开后冷却到40℃左右的水，倒入消毒后的奶瓶。

使用奶粉桶里专用的小勺，根据标示的奶粉量舀起适量的奶粉。

将奶粉放入奶瓶，双手轻轻转动奶瓶，使奶粉充分溶解。

滴几滴冲好的奶粉在手腕内侧，感受奶温是否适合宝宝食用。

如何给奶瓶消毒才能避免细菌侵袭

奶瓶是宝宝喝配方奶粉的主要工具，如果不注意保持奶瓶的卫生，就会导致宝宝生病，所以定期给宝宝消毒奶瓶非常重要。下面介绍一下用蒸汽锅消毒奶瓶的方法。

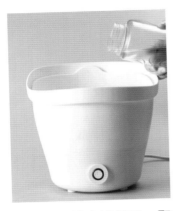

使用前拿掉盖子，取出配件筐、支架和奶瓶筐，然后用奶瓶取 80 毫升水倒入奶瓶筐。

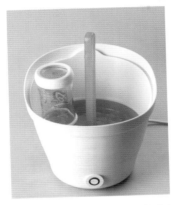

将去掉奶嘴的奶瓶倒置于配件筐上，将配件筐放入奶瓶筐。

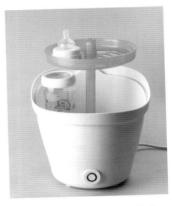

将奶嘴放到配件筐上。

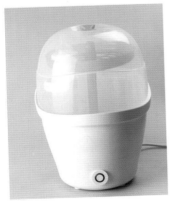

盖好盖子。

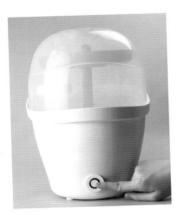

按下开关键进行消毒，大约 9 分钟即可断掉电源，取出奶瓶。

配方奶粉开罐后尽量在 4 周内喝完

　　配方奶粉里含有多种活性物质，容易因潮湿、污染、细菌等因素影响质量。所以，如果宝宝在 4 周内不能将一大罐配方奶粉喝完，爸爸妈妈下次就可以购买小罐的或者小包装的配方奶粉。

配方奶粉为什么不宜随便更换

　　宝宝身体的各项机能不够完善，对食物的更换较为敏感，所以不宜给宝宝随便更换配方奶粉。但如果宝宝对正在喝的配方奶粉表现出了不适，如出现便秘、腹泻、过敏等情况，爸爸妈妈就应及时给宝宝更换配方奶粉。

　　有些爸爸妈妈认为，同品牌的配方奶粉之间可以自由更换，其实这也是不对的。因为同品牌的配方奶粉的营养成分会因研发对象不同而不同，也需要宝宝慢慢适应。

宜用自来水冲调配方奶粉

　　自来水煮沸后，放置至 40℃时，再冲调配方奶粉最好。因为水温低于 40℃会让宝宝的肠胃难以适应，而水温超过 60℃会造成蛋白质凝固变性，其营养成分被破坏。

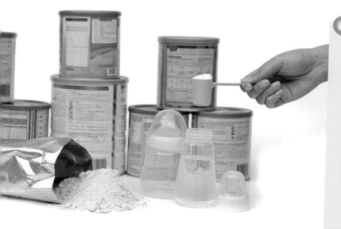

爱心提醒

　　有些水是不能用来冲调配方奶粉的，会损害宝宝的健康。矿泉水含有多种矿物盐，但不是宝宝发育所需的，过多食用会造成宝宝体内矿物盐代谢紊乱。纯净水（包括蒸馏水）属于无矿物质水，不能满足宝宝生长发育所需的矿物质。反复煮沸的水会产生大量的水垢，其中的钙、镁、亚硝酸盐及镉、铝、砷等重金属，不利于宝宝的健康。

关于钙和维生素 D 的补充

无论是母乳还是配方奶粉，其含钙量都比较高，但维生素 D 的含量均较低。所以，母乳喂养的宝宝应该补充维生素 D，人工喂养的宝宝也同样应该补充维生素 D，由于很多配方奶粉已经强化了维生素 D，所以人工喂养的宝宝的维生素 D 的补充量应视具体情况而定。

至于钙，在以奶类为唯一食物的阶段，宝宝是不需要额外补充的。宝宝开始摄入辅食后，可适当补充。

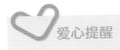

爱心提醒

如果宝宝出现了便秘或嘴唇干燥的情况，爸爸妈妈可以适量增大喂水量。

人工喂养的宝宝要定期称体重

为了及时掌握人工喂养的宝宝的生长情况，爸爸妈妈应定期称量宝宝的体重。增长过快，说明喂养过度；体重增加缓慢，说明喂养不足。爸爸妈妈可以在每次称完宝宝的体重后，通过对比宝宝的生长发育图来调整喂奶量。

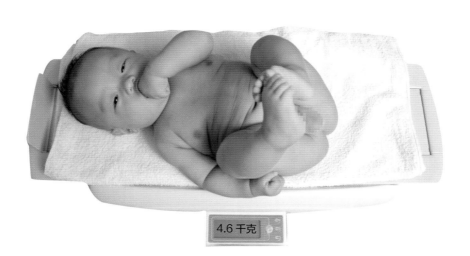

4.6 千克

冲配方奶粉不能加糖

许多爸爸妈妈认为喝配方奶粉的宝宝容易上火，所以总是在配方奶粉中加一些糖来给宝宝"败火"，更有甚者按照一勺奶粉一勺糖的比例来冲配方奶粉。其实，宝宝饮用配方奶粉时不需要另外加糖。加糖会导致营养搭配不合理，也会导致宝宝肥胖。

用配方奶粉喂养宝宝的注意事项有什么

1. 选择好的代乳食品。一般来说，4 个月以内的宝宝可选择蛋白质含量较低的配方奶粉，但是对于那些对乳类蛋白质过敏的宝宝，爸爸妈妈应在医生的指导下选用深度水解蛋白配方奶粉或氨基酸配方奶粉。

2. 冲好的奶粉不宜过浓或过稀。太浓的话，宝宝不易吸收，会出现腹泻；太稀会造成宝宝营养不良，生长速度减慢。

3. 冲好的奶粉的温度不要太高。新妈妈的体温在 40℃ 左右，这个温度也是配方奶粉中各种营养成分存在的适宜条件，同时适合宝宝的肠胃吸收。

4. 冲好的奶粉的放置时间不要太长，否则容易变质。配方奶粉比较容易滋生细菌，冲好的配方奶粉不能再进行高温煮沸消毒，所以冲泡时一定要注意卫生。

5. 重视奶具消毒。宝宝用的奶瓶、奶嘴必须每天消毒，清洗后再高温蒸煮 10 分钟左右。

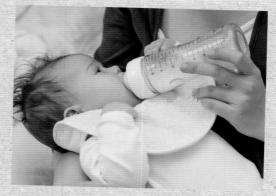

爸爸妈妈给宝宝喂奶时，要注意奶瓶的高度，不要呛到宝宝

宝宝疾病的护理

宝宝得了红屁股怎么办

宝宝粉粉嫩嫩的小屁股上长了尿布疹，又痒、又痛、又红，很不舒服。这恼人的尿布疹会使宝宝寝食难安、精神状态不佳，体重也随之下降。所以，了解一些预防尿布疹及护理宝宝屁股的方法非常有必要。

得了尿布疹的宝宝的皮肤会发红，继而出现红点，直至出现鲜红色斑点、会阴部红肿。重症患儿会出现丘疹、水疱、糜烂，若合并细菌感染则会产生脓疱。尿布疹常见于宝宝肛门周围、屁股、大腿内侧及外生殖器，甚至可蔓延到会阴及大腿外侧。

❖ 日常护理

1. 勤换尿布。无论是白天还是黑夜，爸爸妈妈在宝宝大小便后都要及时给宝宝更换尿布。

2. 选择纯棉白色尿布。首先，纯棉的尿布舒服、吸水性好、不含化学成分，不会对宝宝的娇嫩皮肤造成伤害。其次，白色的尿布方便随时观察宝宝的大小便情况有无异常。

3. 保持屁股干燥。清洗完宝宝的私处后，要让宝宝的小屁股在空气中晾一晾，透透气。

❖ 如何预防

1. 宝宝每次大小便后，爸爸妈妈都要用清水冲洗干净宝宝的屁股，并用干爽的毛巾擦干，让宝宝的屁股在空气中晾一下后再包上尿片，保持皮肤干燥。

2. 如果给宝宝用的是尿布或纱布尿布，爸爸妈妈应用弱碱性肥皂洗涤尿布，并在阳光下晾干。

3. 宝宝腹泻时，大便次数会比较多，爸爸妈妈家长除了要带宝宝及早接受治疗外，还应在每次给宝宝换尿布时，在其屁股上涂抹预防尿布疹的药膏。

4. 选择品质好、有超强吸水力、柔软、无刺激性、透气性好的纸尿裤。

5. 不要把尿布或纸尿裤系得太紧，否则宝宝的小屁股就不能"呼吸"。不要给宝宝穿塑料套裤或其他由不透气材料制成的衣物。

6. 坚持母乳喂养的新妈妈不要吃刺激性或容易引起宝宝过敏的食物。

7. 坚持母乳喂养。母乳喂养会增强宝宝的抵抗力。

8. 给宝宝护理屁股时一定要选用质量好的、柔软的、安全的纸巾。

宝宝溢奶怎么办

多数宝宝会在出生 2 周后经常吐奶。在宝宝刚吃完奶或者刚被放到床上时，奶就会从宝宝嘴角溢出；吐完奶后，宝宝并没有任何异常或者痛苦的表情。这种吐奶是正常现象，也称"溢奶"。

❖ 日常护理

溢奶是一种常见的现象，一般不需要采取特殊的治疗方式，爸爸妈妈只要照顾得当，就会使这一现象减少。

1. 喂奶前尽量避免宝宝大哭。大哭易使空气进入宝宝的食道，引起溢奶，故爸爸妈妈应在宝宝情绪平和时喂奶。

2. 事前准备好应对宝宝溢奶的物品，如干净的纯棉毛巾、衣服、清水、脸盆等。宝宝溢奶后，爸爸妈妈应先用干净的毛巾把溢出的奶擦拭干净，宝宝不再溢奶时再把弄脏的衣服、小被褥换掉。

3. 喂奶时爸爸妈妈在肩上垫一条毛巾，喂完奶后将宝宝抱直，使其伏于自己的肩膀上，用手轻轻拍打或捋宝宝的背部。

❖ 如何预防

1. 给宝宝喂奶时，不宜一次喂太多，间隔时间也不宜过短。

2. 保证母乳喂养的宝宝在吃奶时可以含住整个乳晕，以免其吸入过多空气；如果奶流过急，可用拇指和食指夹住乳房以控制奶流速度，这样可避免宝宝因胃部抽搐而导致的溢奶。

3. 保证人工喂养的宝宝在吃奶时不会因奶嘴处有空气而吸入空气。

4. 确保奶嘴上的孔既不太大也不太小：翻转奶瓶时，如果有几滴奶液流出且又停止流出，则表明奶嘴开口大小合适。

5. 喂完奶后，竖起宝宝，让宝宝趴

在爸爸妈妈的肩头，轻轻用手拍打宝宝的后背，直到宝宝打出奶嗝。

6. 喂完奶后，不要过分推挤宝宝的腹部，更不能逗宝宝笑。

7. 喂完奶后，即使宝宝排便了，也不要忙着更换尿布，稍过一会儿再换尿布更合适。

8. 将宝宝放回床上后，用毛巾（不要用枕头）将宝宝的头部垫高，让宝宝仰卧，使宝宝的头部高于胃部，防止宝宝在睡眠中溢奶。

宝宝湿疹怎么办

湿疹俗称奶癣，多发生于 0~2 岁的宝宝。诱发湿疹的原因有很多，如过量喂养导致的消化不良、对乳类等食物过敏、吃糖多造成的肠内异常发酵、患肠道寄生虫病等。

湿疹大多发生在宝宝的头部、颈背部和四肢，会出现米粒大小的红色丘疹或斑疹。有些为干燥型，即在小丘疹上有少量灰白色糠皮样脱屑；有些为脂溢型，即在小斑疹上渗出淡黄色脂性液体，之后又结成痂皮，以头顶及眉间、鼻旁、耳后多见，痒感不太明显。

❖ **日常护理**

1. 给宝宝穿纯棉衣物，不要使用碱性洗护用品给宝宝清洗衣服。

2. 在保证卫生的前提下，不要让宝宝过多接触水，室温不要过高，衣被不宜太厚。

3. 患病期间宝宝的抵抗力较弱，避免去人多的公共场所。

❖ **如何预防**

1. 保持房间的清洁，房间角落、柜子底下等地方应该经常打扫。

2. 使用婴儿专用的沐浴液。

3. 为宝宝选用宽松透气的纯棉内衣。

4. 被褥要保持干爽，经常晾晒。

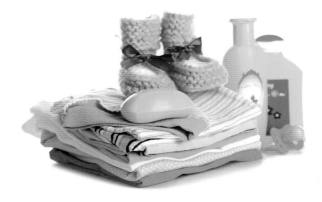

爸爸妈妈要给宝宝选择纯棉、透气性好的衣服，这样可以预防湿疹

宝宝腹泻怎么办

腹泻是新生儿期常见的胃肠道疾病，又被称为新生儿消化不良或新生儿肠炎。宝宝出现腹泻时，家人常会不知所措。所以，学习并掌握一些关于宝宝腹泻的护理方法非常重要。

患有腹泻的宝宝大便稀薄，并且水分含量多，呈蛋花汤样或为绿色稀便。腹泻严重者排水样便，粪质很少，同时排便次数增多，每天可达10余次，还可能伴有轻微的发热症状、拒绝吃奶、身体松软等情况。

❖ 日常护理

1. 如果宝宝的腹泻是感冒引起的，爸爸妈妈可从治疗感冒入手，并少量、多次地给宝宝补充水分，以免宝宝脱水。宝宝出现脱水情况的话，爸爸妈妈要立即带宝宝去医院。

2. 如果宝宝的腹泻是喂养不当所致的，并且不严重，爸爸妈妈应及时调整奶量，在1~2天内减少奶量，或把奶液稀释为原来的1/2~2/3。但是不能长时间稀释奶液，以免造成宝宝营养不良。

3. 排便次数变多会使肛门周围的皮肤及黏膜更加脆弱，爸爸妈妈要加强对宝宝肛门处的护理。每次为宝宝擦净大便后，也要用细软的纱布蘸些温水擦净肛门周围的皮肤，再涂些油脂类的药膏，并及时更换尿布。其间，宝宝用过的东西要及时清洗、消毒，并在阳光下晒干，以免交叉感染。

4. 宝宝腹泻期间，爸爸妈妈要保护好宝宝的腹部，可以用热水袋装些温水敷在宝宝的腹部。

5. 宝宝在腹泻急性期一般不能耐受乳汁，此时给宝宝喂奶非但不能补充营养，反而会使病情加重。因此，宝宝在腹泻急性期应禁食，使胃肠道得到适当休息。但是禁食的时间不宜过久，一般不超过6小时。

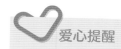

爱心提醒

不同的喂养方式，有不同的腹泻判断标准。

1. 母乳喂养的宝宝：每天大便7~8次，甚至能达到12次，外观呈厚糊状，有时稍带绿色。如果宝宝精神好、吃奶多，体重增长正常，爸爸妈妈就不用担心。

2. 人工喂养的宝宝：每天大便5次以上，或大便中出现像鼻涕状的黏液，或含大量的水分时，爸爸妈妈应及时找医生进行检查。

❖ 如何预防

宝宝腹泻大多是由细菌感染引起的，所以预防工作很关键。

母乳是清洁的，而且母乳中含有多种抗体，能增强宝宝自身的抵抗力，尤其能促使宝宝的肠道恢复健康。新妈妈如果不能进行母乳喂养，也要进行正确的人工喂养，要保持奶具的干净和卫生，同时采取正确的喂养方法。

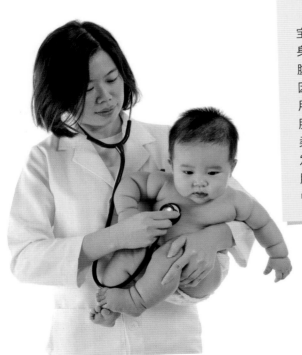

就医时机

如果宝宝的腹泻较重，大便有脓血，呈稀水样，每天排便达到 10～20 次，并伴有食量减少、呕吐、尿少、高热或嗜睡等症状，甚至出现手足发凉、皮肤发花、呼吸深长、口唇呈樱红色、口鼻周围发绀、唇干或眼窝凹陷等情况，爸爸妈妈千万不要大意，应立即带宝宝就医。

♡ 爱心提醒

宝宝腹泻时，爸爸妈妈要加倍呵护宝宝的小屁股。宝宝排便的次数增加本身就会不断地刺激宝宝的小屁股。而且，腹泻时排出的粪便对皮肤的刺激较大。因此，宝宝每次排便后，爸爸妈妈都要用温水清洗宝宝的小屁股，应特别注意肛门和会阴部的清洁工作，此时最好用柔软清洁的棉尿布，且要勤换洗，以免发生红臀及尿路感染。如果宝宝的小屁股发红了，爸爸妈妈应将它暴露在空气中自然干燥，然后涂抹一些尿布疹膏。

宝宝便秘怎么办

虽然宝宝的排便次数会随着宝宝的长大而变少，但如果宝宝两天或更久才排一次大便，爸爸妈妈就要注意了。

食物残渣在结肠内积聚的时间过长，水分就会被过量地吸收，导致排便困难。如果宝宝的大便比较干结、偏硬、颜色发暗，宝宝就可能便秘了。

❖ 日常护理

1. 按摩法。手掌向下，平放在宝宝的脐部，沿顺时针方向轻轻推揉。这可以加快宝宝的肠道蠕动速度，促进排便，有助于消化。

2. 开塞露法。将开塞露的尖端封口剪开（管口处如有毛刺一定要修光滑），先挤出少许药液滑润管口，以免刺伤宝宝肛门；让宝宝侧卧，将开塞露管口插入其肛门，轻轻挤压塑料囊，将药液注入肛门；拔出开塞露空壳，在宝宝肛门处夹一块干净的纸巾，以免液体溢出。

3. 肥皂条法。洗净双手，将肥皂削成铅笔粗细、长约 3 厘米的圆锥形肥皂条；先用少量水将肥皂条润湿，再缓缓插入宝宝的肛门；尽量让肥皂条在肛门内多停留一段时间，以达到充分刺激肠道的效果。

4. 甘油栓法。把双手洗干净，将圆锥形甘油栓的包装纸打开，轻轻塞入宝宝的肛门，然后轻轻地按压，使甘油栓尽量在宝宝的肛门内多待一会儿，等甘油栓充分融化后再帮助宝宝排便。

❖ 如何预防

1. 调配配方奶粉时，要按照说明书来，不能随意增加浓度。

2. 定时排便。每天早晨喂奶后帮助宝宝排便，让宝宝养成定时排便的好习惯。排便时要注意方法，不要让宝宝产生厌烦或不适。

3. 每天都要保证宝宝有一定的活动量。可以多抱抱宝宝，也可以多揉揉宝宝的腹部，不要让宝宝长时间、独自待在婴儿床上。

宝宝夜啼怎么办

宝宝白天很安静，一到晚上就啼哭，一晚上甚至能哭上2~3次，这就是小儿夜啼。小儿夜啼分为生理性和病理性两种。

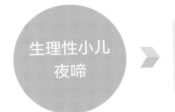
哭声响亮，精神状态和气色正常，食欲良好，无发热等不良症状。主要原因是生物钟颠倒。

突然啼哭，哭声剧烈、尖锐或嘶哑，呈惊恐状，四肢屈曲，两手握拳，哭闹不休。有的宝宝还会烦躁、精神萎靡、面色苍白、吸吮无力甚至不吃奶。主要原因是患有某些疾病。

❖ 日常护理

如果确定宝宝没有身体上的问题，爸爸妈妈就不要急躁，也不要过分哄宝宝。1~2个月的宝宝已经能够通过爸爸妈妈的语气感受到爸爸妈妈的情绪，愤怒和抱怨会使安静的宝宝变得烦躁，会使快乐的宝宝感到害怕。

爸爸妈妈应心平气和地对待宝宝的哭闹。如果宝宝只是单纯性哭闹，没有其他异常，爸爸妈妈可拍拍宝宝，让其慢慢安静下来。

❖ 如何预防

1.让宝宝养成良好的作息规律，对生物钟颠倒的宝宝要及时进行纠正，白天不要让宝宝睡太多，晚上不要让宝宝过度兴奋。

2.宝宝的卧室内外都要保持安静，并且温度适宜。

宝宝脐炎怎么办

宝宝出生后，脐带会被剪断，脐带的使命也宣告结束。但是，宝宝的脐部特别容易滋生细菌，一旦护理不当，就会引发感染，导致发炎，严重的还会引起菌血症和败血症。因此，爸爸妈妈一定要精心护理宝宝的脐部。

❖ 日常护理

1. 当宝宝的脐部略有红肿（属于轻度发炎），或有少量黏液渗出时，爸爸妈妈可用消毒棉签擦净渗出物，然后用3%的过氧化氢清洗脐部，再用75%的医用酒精棉球湿敷脐部，每天2次。

2. 如果室内温度较高，且阳光可照到室内，爸爸妈妈可将宝宝的脐部暴露在阳光下，每天1次，每次10分钟。

3. 局部用灯光照射10分钟（要防止烫伤），有利于脐部的愈合。

4. 如有脓性分泌物，并带有臭味，爸爸妈妈应遵医嘱给宝宝服用药物。

❖ 如何预防

1. 尿布或纸尿裤不能遮盖住宝宝的脐部，同时爸爸妈妈要及时为宝宝换下已经被大小便污染的尿布或纸尿裤，以防脐部被污染，导致宝宝脐炎。

2. 洗澡时要注意保护宝宝的脐部，使其免受脏水的污染；洗完澡后，应拿消毒纱布或棉签将脐带周围的水分吸干。

3. 每天用75%的医用酒精对脐带根部和周围皮肤进行消毒。每天用消毒棉签蘸取75%的医用酒精擦洗脐部创面2次（上午1次，下午1次）。擦洗时要环形由内向外一次完成，不要用一根棉签反复涂擦，以免引起感染。

4. 脐带脱落后，需轻轻拨开脐孔，用酒精棉球消毒刚脱落脐带的脐窝，然后用消毒纱布覆盖脐窝，以免脐窝被衣服或尿布擦伤。

5. 给宝宝使用痱子粉或爽身粉时，应保护好脐窝。

6. 纸尿裤的大小应合适，不要使纸尿裤的腰际刚好落在脐带根部，以免因摩擦造成脐带根部破皮、出血。

❖ 就医时机

宝宝出现因脐部感染而导致的发热、嗜睡、食欲缺乏或其他不适症状时，爸爸妈妈一定要及时咨询医生。

阶段	症状
初期	宝宝脐带脱落后，伤口迟迟不愈，根部发红，脐窝湿润、流液体
中期	脐带周围皮肤出现红肿；脐窝有黏液或脓性分泌物，有臭味
重症	出现脐部脓肿，且波及大部分腹壁，同时伴有哭闹、高热、拒食、呕吐等症状

专题
读懂宝宝的啼哭

类型	含义	表现	对策
健康性啼哭	妈妈,我很健康	健康的哭声不刺耳,声音响亮,节奏感强,没有眼泪流出。每次哭的时间较短,一般每天出现4~5次,均无伴随症状。不影响饮食、睡眠及玩耍	轻轻抚摸,把宝宝的两只小手放在腹部轻轻摇两下,都会使宝宝停止啼哭
饥饿性啼哭	妈妈,我饿了,要吃奶	这样的哭声带有乞求性质,由小变大,很有节奏感,不急不缓。当爸爸妈妈用手指触碰宝宝的面颊时,宝宝会立即转过头来,并有吸吮动作;若爸爸妈妈把手拿开,不哺乳,宝宝会哭得更厉害	一旦有奶吃,哭声就会戛然而止。宝宝吃饱后不再哭,还会露出笑容
过饱性啼哭	哎呀,肚子好撑	多发生在哺乳后,哭声尖锐,两腿屈曲乱蹬,向外溢奶或吐奶	过饱性啼哭不必哄,啼哭可加快消化,但要及时处理宝宝溢奶
口渴性啼哭	妈妈,我口渴了,给我点儿水喝	表情不耐烦,嘴唇干燥,时常伸出舌头舔嘴唇	给宝宝喂水,啼哭即会停止
意向性啼哭	妈妈,抱抱我吧	啼哭时,宝宝的头会左右不停地扭动,左顾右盼,带有颤音。爸爸妈妈来到宝宝跟前时,宝宝会盯着爸爸妈妈,停止哭泣并看起来很着急的样子,有"哼哼"的声音,小嘴唇翘起	抱抱宝宝。也不必每次宝宝一哭,就立即将其抱起,否则会让宝宝养成依赖的习惯
尿湿性啼哭	尿湿了,不舒服	啼哭强度较轻,无泪,两脚乱蹬,大多发生在宝宝睡醒后或吃奶后	及时给宝宝换上干净的尿布

249

类型	含义	表现	对策
寒冷性啼哭	衣被太薄，我好冷啊	哭声低沉，有节奏，肢体稍动，小手发凉，嘴唇发紫	为宝宝加衣被，或把宝宝抱到暖和的地方
燥热性啼哭	盖太多了，好热	大声啼哭，不安，四肢舞动，颈部多汗	为宝宝减少衣被，将其移至凉爽的地方
困倦性啼哭	好困，但又睡不着	啼哭呈阵发性，一声声不耐烦地哭叫，这就是我们常说的"闹觉"	宝宝常因室内人员太多、声音嘈杂、空气污浊、过热而闹觉。把宝宝移至安静、通风的房间
疼痛性啼哭	扎到我了，好痛啊	哭声比较尖锐	及时检查宝宝的被褥、衣服中有无异物，皮肤有无蚊虫咬伤
害怕性啼哭	好孤独啊，我有些害怕	哭声突然出现，刺耳	害怕性啼哭多是由于恐惧黑暗、独处、小动物出现、打针吃药或突如其来的声音等。要细心、体贴地照顾宝宝，消除宝宝的恐惧心理
便前啼哭	我要排便了	腹部不适，哭声低，两腿乱蹬	及时帮助宝宝排便
伤感性啼哭	我感到不舒服了	哭声持续不断，有眼泪	常给宝宝洗澡，勤换衣被，保证宝宝处于舒适的环境中
吸吮性啼哭	吃着不舒服，好着急	多发生在喂水或喂奶3~5分钟后，哭声突然、阵发	往往是因为奶、水过凉或过热，奶嘴孔太小而吸不出奶、水，奶嘴孔太大致使奶、水太急等。检查原因，解决宝宝吃奶障碍